301健康科普丛书
肝癌

主　编：董家鸿　赵向前

副主编：苏茂生　余　强　刘　洋
　　　　陈永卫　杨　滔

编　者：马焕先　王宏光　孔　哲
　　　　陈继业　张安红　孟翔飞
　　　　胡丙洋　项灿宏　梁　斌

军事医学科学出版社

图书在版编目（CIP）数据

肝癌/董家鸿，赵向前主编. —北京：军事医学
科学出版社，2014.1
（301健康科普丛书）
ISBN 978-7-5163-0395-5

Ⅰ. ①肝… Ⅱ.①董… ②赵… Ⅲ. ①肝癌—防治
Ⅳ. ①R735.7

中国版本图书馆CIP数据核字(2013)第290529号

策划编辑： 孙　宇　赵艳霞　　　**责任编辑：** 王彩霞　蔡美娇
出 版 人： 孙　宇
出　　版： 军事医学科学出版社
地　　址： 北京市海淀区太平路27号
邮　　编： 100850
联系电话：发行部： (010)66931049
　　　　　　编辑部： (010)66931053,66931104,66931039
传　　真： (010)63801284
网　　址： http://www.mmsp.cn
印　　装： 中煤涿州制图印刷厂北京分厂
发　　行： 新华书店

开　　本： 710mm×1000mm　1/16
印　　张： 9.75
字　　数： 112千字
版　　次： 2014年5月第1版
印　　次： 2014年5月第1次
定　　价： 25.00元

本社图书凡缺、损、倒、脱页者，本社发行部负责调换

301 健康科普丛书

编委会

前言
preface

　　原发性肝癌是我国常见的恶性肿瘤，病死率居恶性肿瘤中的第2位，是严重影响我国人民健康的重大疾病之一。但遗憾的是，目前大多数人仍缺乏对肝癌基本知识的了解，不良的生活习惯、不科学的生活方式也普遍存在。以至于肝癌的发生率居高不下，很多患者直到出现黄疸、肝癌广泛转移、大量腹水才到医院就诊，严重影响了治疗效果。尽管随着科学技术的发展，肝癌的诊治水平较以前有了很大发展，术后的5年生存率也成倍提高，但离我们所期望的目标仍相差很远。如果能让更多的人了解肝癌预防和诊疗的科学常识，针对肝癌发生的原因进行早期预防，培养健康合理的饮食和生活习惯，改变不良生活方式，那么就有可能降低肝癌的发生率，并能让更多的人做到早期诊断、早期治疗，这将会使肝癌的诊治水平得到进一步提高，这也是我们编撰这本肝癌科普读物的初衷。

解放军总医院肝胆外科是享誉海内外的肝胆外科疾患诊治中心之一，对肝癌的诊断与治疗具有国内外一流的水平。本书由我科具有丰富临床经验的中青年专家执笔，把肝癌的基本知识、先进的防治理念、成熟的技术方法以及我们的诊治经验，采用问答的方式进行阐释、讲解，力求达到语言简洁精练、重点突出、容易理解。全书分为《认识肝癌》、《就医指导》、《肝癌治疗》、《日常保健》、《饮食保健》五个篇章，内容涵盖肝癌预防、诊断、治疗的方方面面。相信患者或家属读了以后能释疑解惑，健康的人读了以后有助于健身防病。

本书定位于普通人群和病患朋友、亲属以及基层医务工作者，因此对专科理论等未做过多阐述。本书内容涵盖面广，虽经我们多方面审校，难免存在缺点或不当之处，恳请读者批评指正。

感谢军事医学科学出版社的大力帮助。借此书的出版向每一位与病魔顽强抗争的患者致敬，向辛苦奉献大爱的家属致敬，祝愿病患朋友早日恢复健康，祝愿大家健康、平安、生活幸福！

编者

2014 年 3 月 28 日

目录
catalog

第一篇 认识肝癌　1

第二篇 就医指导　27

目录

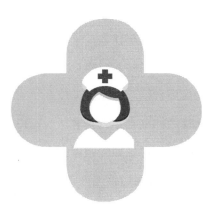

第一篇
认识肝癌

1. 肝脏在人体的什么位置？

专家回复：肝脏主要位于右上腹部，大部分为肋骨所覆盖。肝右侧上方与右肺底相邻，前下方与结肠相邻，后下方与右肾上腺和右肾相邻，肝左侧上方与心脏相邻，下方与胃相邻。肝脏的位置可以随呼吸和体位的不同以及相邻器官、结构的形态改变而有一定的变化，如站立和吸气时稍下降，而仰卧和呼气时稍有上升。医生在给患者做肝脏触诊检查时，常要患者做呼吸配合就是这个道理。小儿肝下界低于肋弓，但多不超过 2 厘米，7 岁以后多不超过肋弓下缘。

2. 肝脏的解剖结构是什么样的？

专家回复：肝正常呈红褐色，质地柔软，我国成人肝的重量，男性为 1157 ～ 1447g，女性为 1029 ～ 1379g，占体重的 1/40 ～ 1/50。肝脏呈不规则的楔形，右端宽大而厚，左端窄小而薄，有上、下两面，前后左右四缘。肝脏由 8 根韧带、一层包膜和丰富的结缔组织固定于膈肌和前腹壁上，前部有胆囊窝容纳胆囊，后部有下腔静脉窝通过下腔静脉。肝脏可分为五叶、六段：即左内叶、左外叶、右前叶、右后叶、尾叶；左外叶、右后叶又分别分为上、下二段。目前国际上通用的肝脏解剖分类法是八段分法即 Ⅰ ～ Ⅷ 段。肝脏的血液供应来自门静脉和肝动脉。肝动脉输送来自心脏的动脉血，主要供给氧气；门静脉收集消化道的静脉血，主要供给营养。在肝脏下边中央有个区域，血管、神经和淋巴管由此进入肝脏，这个地方叫做肝门。胆总管也从这里出肝，负责把肝脏分泌的胆汁输送出来，送到胆囊和十二指肠。

3. 肝脏有哪些功能?

专家回复：肝脏是人体内最大的器官和实质性腺体，具有极其复杂多样的功能。从肠道吸收来的各种营养物质在进入全身血液循环之前，都必须先经过肝脏加工处理，因此说肝脏不仅是个腺体，而且还是个重要的代谢器官。肝脏把从肠道吸收来

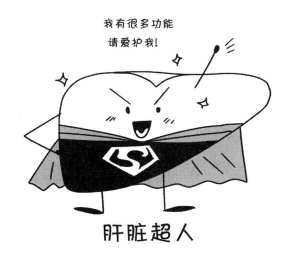

我有很多功能
请爱护我!

肝脏超人

的营养物质，加工制造成人体可以利用的东西，然后通过血液循环送往全身。如果肠道吸收来的营养物质身体暂时还不需要的话，肝脏还可以把这些物质储存起来。进入人体内的各种有毒有害物质多数是在肝脏解毒而后排出体外的。

具体来讲，肝脏主要有如下功能：①代谢功能：肝脏参与多种维生素、蛋白质、脂肪和葡萄糖的代谢，并参与激素的灭活，还有调节酸碱平衡及矿物质代谢的作用，又是重要的热能供给器官；②分泌和排泄胆汁的功能：肝脏每天分泌胆汁800 ~ 1000毫升，经胆管运送到胆囊，再排入肠道，胆汁中的胆盐能将脂肪乳化成极细微的小滴，以促进脂肪在小肠内的消化和吸收；③解毒功能：外来的或体内代谢产生的有毒物质，均须经肝脏解毒变为无毒的或溶解度大的物质，随胆汁或尿液排出体外；④血液方面的功能：胎儿时期肝脏为主要造血器官，到成人时由

骨髓取代，造血功能停止，但在某些病理情况下能恢复其造血功能。另外，几乎所有的凝血因子都由肝脏制造。在人体凝血和抗凝两个系统的动态平衡中，肝脏起着重要的调节作用。

4. 什么是肝癌? 肝癌包括哪几种?

专家回复：肝癌是指发生于肝脏的恶性肿瘤，包括原发性肝癌和转移性肝癌，人们日常说的肝癌是指前者。

原发性肝癌是由肝细胞或肝内胆管上皮细胞发生的恶性肿瘤。其按细胞分型可分为肝细胞癌、胆管细胞癌及混合型肝癌；按肿瘤的形态可分为结节型、巨块型和弥漫型。原发性肝癌在我国属于高发病，一般男性多于女性。全世界每年新发现的 56 万多名病例中有 55% 发生在中国，发病率在万分之一左右。分布的总趋势是沿海高于内地，东南和东北部高于西北、华北和西南部，沿海岛屿和江河海口又高于沿海其他地区。肝癌的发病年龄一般在 30 ~ 60 岁之间，40 ~ 50 岁为肝癌的高发年龄。

转移性肝癌是指其他组织或器官的癌症通过血液、淋巴等途径转移到肝脏或直接浸润至肝脏形成癌灶。转移性肝癌和原发性肝癌不同的是，发生转移性肝癌的肝脏大多没有硬化。

5. 肝癌是怎么得的?

专家回复：一般认为肝癌的发生是由于外界环境中的各种有害因素（主要是化学致癌物）和体内某些致癌物的长期作用，使肝细胞或胆管细胞等发生过度增生，导致正常结构遭受破坏而形成的一种恶性肿瘤。根据国内外大量研究资料分析，认为其发生的原因主要有以下几种。

（1）病毒性肝炎：乙肝流行的地区也是肝癌的高发地区。患过乙肝的人比没有患过乙肝的人患肝癌的几率要高达10倍之多。长期的临床观察中发现，肝炎、肝硬化、肝癌是不断迁移演变的三部曲。近来研究表明，与肝癌有关的病毒性肝炎主要包括乙型肝炎（HBV）、丙型肝炎（HCV），而其中又以乙型肝炎最为常见。

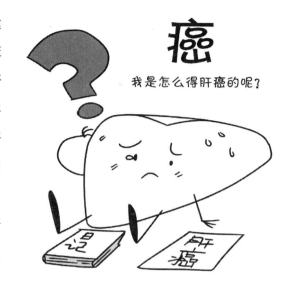

癌

我是怎么得肝癌的呢？

（2）酒精：俗话说"饮酒伤肝"，长期酗酒者容易诱发肝癌。这是因为酒精进入人体后，主要在肝脏进行分解代谢，酒精对肝细胞的毒性作用使肝细胞对脂肪酸的分解和代谢发生障碍，引起肝内脂肪沉积而造成脂肪肝。饮酒越多，脂肪肝也就越严重，进而引起肝纤维化、肝硬化、肝癌的发生。如果肝炎患者再大量酗酒，酒精则可以起到类似催化剂的作用，会大大加快加重肝硬化的形成和发展，促进肝癌的发生。

（3）饮食相关因素：肝癌的发生与生活习惯息息相关。长期进食霉变食物、微量元素硒缺乏、饮用严重污染的水也是促使肝癌发生的重要因素。

（4）其他因素：营养过剩或营养缺乏、寄生虫感染、遗传、基因突变等，也是诱发肝癌的危险因素。

肝癌是在环境和遗传多种因素的作用下，多基因的突变和异常累积而引发的，并受环境和遗传因素双重影响。

 6. 乙肝、丙肝是怎么得的?

专家回复：乙型肝炎由乙型肝炎病毒引起，其主要传播途径如下。

（1）母婴传播：我国有 30% ~ 50% 的乙肝患者是母婴传播所致。母婴传播包括垂直传播和水平传播，垂直传播是指怀孕期间胎儿在子宫内被传染乙肝；水平传播是围生期或出生后通过密切生活接触传播乙肝。垂直传播约占母婴传播的 10%，更多的母婴传播是水平传播。

（2）医源性传播：医源性传播是指在医院的检查治疗过程中，因使用未经严格消毒而又反复使用的、被乙肝病毒污染的医疗器械所引起的感染。手术、牙科器械、采血针、针灸针和内镜等消毒不彻底，都可能引起乙肝的传播。

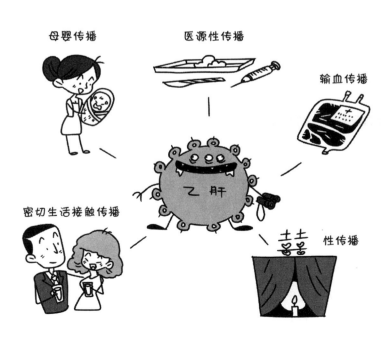

（3）输血传播：输入被乙肝病毒感染的血液或血液制品后，可引起乙肝传染。血液传播是乙肝传播途径中最常见的一种，但是随着医学的进步，此现象已得到有效控制，但尚未杜绝。

（4）密切生活接触传播：乙肝患者的体液具有传染性，体液包括唾液、泪液、汗液、乳汁、精液、血液等。生活中如果皮肤黏膜受到损害，再沾染含有乙肝病毒的体液，就可能感染乙肝。

（5）性传播：性传播属于体液传播的一种。在性生活过程中，男女双方的性器官都可能出现损伤，而乙肝病毒携带者的精液或阴道的分泌物中都可能含有病毒，因此，乙肝病毒可通过性生活进行传播。如果口腔黏膜破损的话，接吻也有传播乙肝病毒的可能性。

（6）其他：使用被污染的器械纹身、打耳洞，吸毒者使用不洁的注射器或共用注射器，都可以造成乙肝病毒的传播。

丙型肝炎由丙型肝炎病毒引起，其传播方式与乙型肝炎相似，也是通过输血及血液制品、性传播及母婴传播等方式。丙型肝炎比乙型肝炎更趋向慢性化，也存在慢性带毒者，至今尚无疫苗预防。

 7. 肝硬化是什么意思？

专家回复：肝硬化是一种常见的慢性肝病，表现为肝细胞弥漫性变性坏死，出现纤维组织增生和肝细胞结节状再生，这三种改变反复交错进行，结果使肝变形、变硬而导致肝硬化。我国的肝硬化患者大多数为肝炎所引起，少部分为嗜酒及血吸虫病所致。早期由于肝脏代偿功能较强可无明显症状，后期则以肝功能损害和门脉高压为主要表现，并有多系统受累，晚期常出现上消化道出血、肝性脑病、继发感染、脾功能亢进、腹水等并发症。

8. 乙肝患者一定会得肝癌吗?

专家回复: 在许多人眼里乙肝如同绝症一般, 认为所有的乙肝都会继发肝硬化和肝癌。其实这是一种十分错误的观点。一方面肝硬化、肝癌同乙肝有着许多内在的联系; 另一方面, 并不是所有的乙肝都会发展成肝癌。只有少部分患者在免疫机制紊乱、滥用药物、酗酒、严重的心理压力、生活规律失衡等不良因素影响下, 发展成肝硬化或肝癌。据统计, 12% ~ 20% 的乙肝患者会发展成为肝硬化, 3% ~ 4% 的乙肝患者最终会发展为肝癌。

如果乙型肝炎患者能够积极配合治疗, 加强日常预防, 绝大多数患者都能得到有效控制, 也有少数能够达到治愈。肝炎患者, 只要积极治疗肝炎, 避免饮酒等其他促癌因素, 定期做防癌检查, 大可不必担心肝癌的发生。乙肝患者需要做到的就是, 定期复查, 及时治疗, 保持乐观积极的生活态度。

因此, 认为所有的乙肝患者都会继发肝癌的想法是不正确的。肝炎患者应该树立治疗的信心。而且, 即使得了肝癌, 利用现代的影像学技术多可以早期发现, 及时治疗, 预后还是比较好的。

9. 肝硬化患者一定会得肝癌吗?

专家回复: 原发性肝癌合并肝硬化的发生率比较高, 在我国为53% ~ 85%, 有的报告高达90%; 其中以肝细胞癌合并肝硬化的发生率最高, 占64% ~ 94%, 其他类型的肝癌所占的比例比较少。另外, 研究表明肝硬化患者中发生原发性肝癌的几率为9% ~ 15%, 因此肝硬化患者发生原发性肝癌的几率要比无肝硬化者明显增高。所以, 对已患有肝硬化的患者，要及时、经常进行有关肝癌方面的检查，以做到早期发现、早期治疗。

10. 脂肪肝患者会得肝癌吗?

专家回复：脂肪肝是肝脏内脂肪的代谢异常导致脂肪沉集所致。近年来脂肪肝的发病率呈日益增长的趋势。

脂肪肝本身与原发性肝癌的发生无直接关系。但是，脂肪肝的某些病因，如饮酒、营养不良、药物及有毒物质损害等，既是脂肪肝的发病因素，也是肝癌的发病因素。脂肪肝对肝癌的发生有一个助动因素，可增加癌变的几率。因此，脂肪肝的防治非常重要。

合理饮食、体育锻炼、纠正不良的生活习惯是防治脂肪肝的科学方法。脂肪肝并不可怕，一般而言，脂肪肝属可逆性疾病，早期诊断并及时治疗常可恢复正常。如不进行科学治疗，其中约有25%可发展为肝纤维化，1.5% ~ 8%可发展为肝硬化。

11. 肝癌发病男女有区别吗?

专家回复：通常肝癌更多见于男性，在肝癌高发区男女发病率之比为（3 ~ 4）∶1，有的甚至可高达8∶1；在低发区男女发病率之比为（1 ~ 2）∶1。

造成男女发病差异的原因可能有以下几点：①生活方式不同，一些男性有抽烟、过量饮酒的习惯；②男女对肝癌致病因素的易感性不同；③雄激素增加肝细胞癌的发生几率。

12. 肝癌会遗传吗?

专家回复:在肝癌的高发地区存在一定的家族聚集现象,即在一个家族的几代人中先后或同时出现肝癌患者。如何来解释肝癌的家庭聚集现象呢? 其主要原因是:①同一家族的人其遗传特征相近,较易拥有相同的肝癌易感基因,即同一家族的人对肝癌的易感性相近; ②乙肝的垂直传播和水平传播的特性导致乙肝患者的家族聚集; ③家族成员的聚集居住,以及相同的饮食习惯也在一定程度上促成了肝癌的家族聚集。

目前认为:肝癌的发生是在遗传因素和外界条件的共同作用下,多因素多阶段的演变过程,具有遗传倾向性。也就是说,遗传因素是基础,它决定了人体对肿瘤的易感性;环境因素是诱因,它促成了肝癌的发生。但有肝癌家族聚集情况的人也不必惊慌,只要做好平时的预防,远离致癌因素,就可以降低患癌症的风险。

需要注意的是遗传和传染是两回事。肝癌不是传染病,没有直接的传染性,而乙肝具有传染性。

13. 肝癌的高危人群有哪些?

专家回复:肝癌是我国高发的恶性肿瘤。但肝癌的发病情况会因人而异,不同人群的肝癌发病率也会有所差异。那么,肝癌高危人群包括哪些人呢?

①五年以上的乙肝患者或乙肝病毒携带者;② 40 岁以上男性,有慢性肝炎病史者;③长期嗜酒者;④有肝癌家族史者;⑤临床诊断为肝硬化者;⑥长期食用腌制、烟熏、霉变等食品者;⑦常饮用

被污染水的人群；⑧长期工作压力过大、工作负荷过重或长期精神压抑者。

14. 高危人群为什么要定期检查？

专家回复：肝癌治疗的重点是早期发现、早期诊断和早期治疗。但肝癌早期常无明显症状，患者自己很难察觉，而有症状时往往已处于肿瘤的中晚期。因此，对于高危人群定期进行身体检查就显得尤为必要。对高危人群应当每 3 个月到半年进行一次肝脏 B 超、甲胎蛋白和肝功能检查，以便及早发现肝癌。通过肝脏 B 超和甲胎蛋白检查，能够筛查出大部分没有什么症状的"小肝癌"。

15. 肝癌的常见症状是什么？

专家回复：肝癌是一种常见的疾病。近年来肝癌患者在不断地增多。但是因为对其症状的不了解，很多患者在患病很长时间之后都不知道。那么肝癌最为常见的症状都有哪些呢？

（1）肝区疼痛：超过 50% 的患者有此症状。疼痛位置位于右上腹部或上腹正中，呈持续性或间歇性，表现为钝痛或刺痛。主要原因是肿瘤挤压肝包膜，产生牵拉痛。肝脏深部的肿瘤则很少疼痛。

（2）消化道症状：食欲减退，恶心，嗳气。也可表现为腹泻，腹胀，大便次数增多。

（3）发热：多表现为中低热，少数患者有高热，常不伴有寒战。原因为肿瘤组织坏死后释放致热源进入血循环所致。

（4）消瘦和乏力：由于肿瘤消耗或营养吸收障碍导致能量不足，患者表现为消瘦、乏力。

（5）出血倾向：肝功能异常者，凝血功能障碍，会出现牙龈出血、皮下瘀斑。伴有食管静脉曲张的患者可因食管静脉破裂，导致呕血或解黑便。

（6）下肢水肿：主要原因是白蛋白减低或癌栓阻塞血管使静脉回流受阻等所致。

（7）急腹症：部分患者可因癌结节破裂引起肝区疼痛，腹痛。

 16. 确诊肝癌需要检查哪些项目？

专家回复：肝癌的诊断需要依据病史，患者症状、体征，化验及影像学检查来综合判断。常用的检查项目如下。

（1）甲胎蛋白检查：甲胎蛋白（AFP）的检测是肝癌早期诊断的重要方法之一，特异性较高。常用来作为早期肝癌的筛查指标。对于 $AFP \geqslant 400\,\mu g/L$，超过 4 周，或 $\geqslant 200\,\mu g/L$，持续 8 周，且能排除妊娠、生殖腺胚胎肿瘤和活动性肝病者，应该高度怀疑肝癌。

（2）超声检查：超声检查是诊断肝癌的首选辅助检查手段，其操作简单、直观准确、费用低廉、方便无创、广泛普及，可用于肝癌的普查和治疗后随访。

（3）CT：CT 已经成为肝癌诊断的重要常规手段。腹部 CT 增强扫描可清楚地显示肝癌的大小、数目、形态、部位、边界、肿瘤血供丰富程度，以及与肝内管道的关系，对于进一步明确诊断，对于医生进行手术规划及判断预后具有重要的指导意义。

（4）核磁共振（MRI）：能够提高小肝癌检出率，对鉴别诊断有较大帮助。

（5）血管造影：可以明确显示肝脏的小病灶及肿瘤血供情况，在明

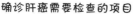

确诊肝癌需要检查的项目

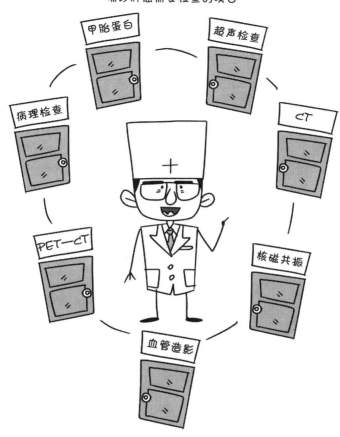

确诊断后还可以通过注射碘油来堵塞肿瘤供养血管达到治疗目的，适用于其他检查后仍未能确诊的患者。此检查手段不作为首选，因为它是有创伤性的。

（6）PET-CT（派特CT）：PET-CT是将CT与PET（正电子发射计算机断层扫描）融为一体，由CT提供病灶的精确解剖定位，而PET提供病灶详尽的功能与代谢等分子信息，一次显像可获得全身各方位的断层图像，可一目了然地了解全身整体状况，达到早期发现病灶和诊断疾病的目的。PET-CT对于肝癌本身的敏感性不如前述那几项影像技术敏感，但是对于转移癌的敏感性是很高的。肿瘤有没有转移直接影响到治疗方案的选择，有转移跟没有转移实际是完全不同的治疗方法。肝癌可以转移到淋巴结，转移到肺、骨骼等。对怀疑有其他脏器转移的患者，PET-CT 是很好的检查手段，可以发现转移病灶，非常敏感。但 PET-CT 检查比较昂贵，一般不作为首选检查。

（7）病理检查：该检查是确诊肝癌的金标准。对于上述相关检查不能够确诊者，可在超声或 CT 引导下行穿刺活检。过去由于技术的限制，穿刺有一定风险。现在随着技术的进步，在超声或 CT 精确引导下，可以一针命中肿瘤，避免反复穿刺带来的损伤；且目前的穿刺针很细，因穿刺活检带来的针道种植转移的几率很小。可以说穿刺活检是很安全的，基本没有痛苦或痛苦很少。

17. 肝脏穿刺活检会引起肝癌种植吗？会加快肿瘤生长吗？

专家回复：因为有些肝癌表现并不典型，当靠常规的化验检查和影像检查不能确定诊断，又不能排除肝癌时，为了明确诊断和指导治疗，这时行肝脏穿刺活检是必要的。在普通人群中，有一种认识误区，即认为穿刺后容易引起肿瘤细胞的播散。其实，虽然穿刺有引起肿瘤细胞播散的风险，但并不大。目前的穿刺针很细，因穿刺活检带来的针道种植转移的几率很小；国外有专家认为，细针穿刺引起肿瘤种植的可能性基本上可以忽略。况且目前穿刺主要在超声或 CT 引导下进行，依据现有技术条件，多可以一针命中肿瘤，避免反复多次穿刺；同时也没有确切资料表明穿刺后会加快肿瘤生长，且一旦穿刺确认为肝癌，医生会尽早进行手术切除治疗，所以说穿刺活检是很安全的。但因为是有创检查，穿刺活检不作为常规推荐，但必要时需采用。

18.PET-CT 是什么?

专家回复：PET（派特）是正电子发射计算机断层显像，是英文 positron emission tomograpny 的缩写，是一种进行功能代谢显像的分子影像学设备。PET 检查采用正电子核素作为示踪剂，通过病灶部位对示踪剂的摄取了解病灶功能代谢状态，从而对疾病作出正确诊断；但是，PET 对解剖结构的分辨不如 CT。CT 大家都比较熟悉，是计算机 X 射线断层扫描，是英文 computed tomography 的缩写。PET-CT 是将 PET 与 CT 两个设备有机地结合在一起，使用同一个检查床和同一个图像处理工作站，同时具有 PET 和 CT 的功能。但它绝不是二者功能的简单叠加，而是 PET 与 CT 的优势互补。PET 可以显示病灶病理生理特征，更容易发现病灶；CT 可以精确定位病灶，显示病灶结构变化。PET-CT 除了具备 PET 和 CT 各自的功能外，其独有的融合图像，将 PET 图像与 CT 图像融合，可以同时反映病灶的病理生理变化及形态结构变化，一次显像可获得全身各方位的断层图像，可一目了然地了解全身整体状况。PET-CT 的特点是能对肿瘤进行早期诊断和鉴别诊断，鉴别肿瘤有无复发，对肿瘤进行分期和再分期，寻找肿瘤原发灶和转移灶，指导和确定肿瘤的治疗方案，评价疗效。因为 PET-CT 检查所采用的核素大多数是构成人体生命的基本元素或极为相似的核素，且半衰期很短，所接受的剂量相当于一次胸部 CT 扫描的剂量，所以检查安全高效，短时间可以重复检查。

行 PET-CT 检查需要注意的是：检查前一天需禁酒、禁做剧烈运动或者长时间运动，进清淡饮食；检查前需要禁食 6 小时，避免服用高糖物质或输注葡萄糖，部分患者尤其是糖尿病患者需要做血糖浓度测定，糖尿病患者需要使用胰岛素。

PET-CT 检查后应尽量多喝水，以利于代谢物的排出，一般 2~3 小时后，就可以将注射到人体的残留显像剂通过尿液全部排除干净。检查完后 6 小时内，建议最好不要接触孕妇和婴儿。

PET-CT 的缺点是费用昂贵，目前医保尚不能报销；且有一定的假阳性率。

专家回复：所谓的肝脏占位性病变，就是指肝脏上长了肿块，在这个肿块里，正常的肝脏组织消失，取而代之的是非正常的组织，但肿块的性质没有确定。这个肿块可以是恶性肿瘤，如原发性肝癌、转移性肝癌；也可以是良性肿瘤，如肝血管瘤、肝腺瘤；炎性假瘤；局灶性组织增生等。所以，肝占位性病变并非肝癌的代名词。肝脏上长肿块也不一定就是肝癌。

随着影像学技术的发展和临床经验的积累，根据肝占位性病变的特点结合其他化验检查结果一般都能明确诊断。但有时由于病变表现的不典型，诊断相对困难，医生会建议患者定期进行观察或通过穿刺活检或进行手术明确诊断。对此，患者应予以理解。

20. 什么是甲胎蛋白? 常说的胎甲球是什么?

专家回复：甲胎蛋白（AFP）是一种糖蛋白，AFP 是英文 alpha fetoprotein 的缩写。正常情况下，这种蛋白主要来自胚胎的肝细胞。胎儿出生约两周后甲胎蛋白从血液中消失，因此，正常人血清中甲胎蛋白的含量尚不到 20 µg/L。当肝细胞发生癌变时，却又恢复了产生这种蛋白质的功能，而且随着病情的进展，它在血清中的含量会增加，甲胎蛋白就成了诊断肝细胞癌的一个特异性指标。常说的胎甲球就是甲胎蛋白。

21. 甲胎蛋白高就一定有肝癌吗?

专家回复：这种说法不对。引起甲胎蛋白偏高的原因有很多，并非一定是肝癌。妊娠女性和新生儿会出现甲胎蛋白一时性升高；急慢性肝炎、重症肝炎恢复期、病毒性肝炎等也可引起甲胎蛋白升高；肝损伤、充血性肝肿大、共济失调、毛细血管扩张症等患者也常有甲胎蛋白升高。有些其他部位肿瘤的患者甲胎蛋白也会升高，如在生殖细胞肿瘤中甲胎蛋白的阳性率为 50%；胃癌、胰腺癌、肺癌等患者亦可出现不同程度的甲胎蛋白升高。不能仅凭借甲胎蛋白偏高这一指标来诊断或排除某种疾病，应同时结合其他检查结果综合分析，明确诊断。

22. 甲胎蛋白不高就没有肝癌吗?

专家回复：这种说法也不对。因为有 30% ~ 40% 肝癌患者的甲胎蛋白不会升高，有一部分晚期肝癌患者，直至病故前，甲胎蛋白仍不超过 20 μg/L，因此，甲胎蛋白是肝癌诊断的一项重要指标，但并不是必须的指标。

23. 得了肝癌怎么办?

专家回复：很多人闻癌色变，认为肝癌是不治之症，其实大可不必如此惊慌。目前，我国对于肝癌的防控取得了一定的成果。

当确诊为肝癌时，首先要端正心态，客观对待。因为目前针对肝癌的治疗方法较多，如果能够得到正确合理的治疗，肝癌远期疗效还是比较理想的。肝癌治疗总的原则是早期发现、早期诊断和早期治疗，强调实施规范化的综合治疗。

手术治疗是肝癌首选的治疗方法，通过完整地清除肿瘤组织，达到治愈的目的。能否切除和切除的疗效除了与肿瘤大小和数目有关外，还与肝脏功能、肝硬化程度、肿瘤部位、肿瘤界限、有无完整包膜及静脉癌栓等有非常密切的关系。行手术切除的患者一般要求患者体能状况良好；心、肺、肾、脑等重要脏器功能基本正常；肝功能正常或接近正常；肿瘤部位局限，而不是弥漫性分布；或多发性肿瘤，且局限在肝脏的一段或一叶内；没有不可切除的肝外肿瘤转移灶。据统计，早期肝癌手术切除后一年生存率可达 90% 以上，五年生存率可达 60% ~ 70%，甚至更高。如在术后辅以综合性治疗，可以获得更好的效果。外科治疗手段除了肝癌切除外还可以选择肝移植手术，尤其对于那些合并肝硬化、肝功能失代偿的早期肝癌患者，肝移植手术是最佳的选择。关于肝癌肝移植的适应证有很多标准，主要关注肿瘤的大小、数目和有无血管浸润及淋巴结转移等。

其他治疗包括射频消融、微波消融、高强度聚焦超声治疗、肝动脉化疗栓塞、酒精注射、冷冻治疗、放疗、分子靶向治疗、免疫治疗和中医药治疗等，主要适用于由于各种原因不能接受手术切除的患者。

24. 什么是小肝癌？什么是大肝癌？

专家回复：小肝癌是相对于大肝癌而言的。一般指单个癌结节最大直径不超过 3 厘米或两个癌结节直径之和不超过 3 厘米的肝癌。小肝癌多为亚临床肝癌或早期肝癌，临床上常无明显症状和体征。大肝癌是指单个直径 > 5 厘米，呈膨胀性生长、有包膜或假包膜形成的肝癌。

25. 肝癌高分化、中分化、低分化是什么意思?

专家回复：癌细胞与正常细胞相比，大小和形状不一致，内部结构异常，排列紊乱。癌细胞与正常细胞之间的差异大小反映了癌细胞的分化水平，提示着癌症的恶性程度。通常，分化好的癌症，癌细胞接近相应的正常细胞，恶性程度较低；分化差的癌症，癌细胞与相应的正常细胞差异很大，有时甚至无法辨认出起源于哪一类正常细胞，恶性程度一般较高。根据癌细胞分化程度可对癌症进行病理分级：Ⅰ级为分化好，也就是高分化，其恶性程度低；Ⅱ级为分化中等，也就是中分化，其恶性程度中度；Ⅲ级为分化差，也就是低分化，其恶性程度高。恶性肿瘤的病理分级提示癌症的恶性程度，可为临床治疗和预后提供参考。

26. 肝癌会自己破裂吗?

专家回复：有一部分肝癌患者，肿瘤会自行破裂，一般以巨块型肝癌发生破裂的几率最大。主要原因是肝癌生长迅速，而肿瘤需要的营养来不及补充（供血不足），以致肿瘤中心缺血、坏死及液化，瘤内压力突然升高致破裂出血；或因轻微外力或腹内压增高如剧烈咳嗽、呕吐、便秘、负重等导致破裂。

此外，还有其他原因，如：肿瘤直接侵犯肝内血管，导致血管破裂出血；门静脉被癌栓栓塞后，表浅的肿瘤周边部分营养不足，出现坏死、溃破等。

肝癌破裂出血一般分为腹腔内出血和肝包膜下出血。腹腔内出血是指出血后血液直接流至腹腔。肝包膜下出血是指肝癌破裂后血液位于肿瘤和肝脏表面的包膜之间。

27. 肝癌破裂的表现是什么?

专家回复:腹腔内出血的典型表现为突然发生的剧烈的上腹痛,随着病情发展,可逐渐发展到全腹部,并可伴有右肩部疼痛,同时伴有头昏,心慌,出冷汗,面色苍白,脉搏加快,血压下降,恶心,呕吐等症状。出血量大时,可见腹部膨隆,并很快出现休克症状。

肝包膜下出血者主要表现为突发肝区疼痛,右上腹包块迅速增大,同时伴有恶心、呕吐、面色苍白、出冷汗、头晕、脉搏加快、血压下降等症状。若肝癌破裂较小,出血缓慢,患者症状轻微,可仅有右上腹轻微疼痛症状,常可在 3 ~ 5 天后自行缓解。

28. 肝癌破裂后怎么办?

专家回复:肝癌包膜下出血或小破裂引起少量出血可自行止血,但大部分患者不能自行止血而须紧急处理。治疗的关键是控制出血与保护肝功能。出血量较小者,应平卧休息,限制活动,腹带加压包扎,止血、输液治疗。出血量大者,应对患者进行监护,并给予抗休克、止血、输血治疗。患者病情稳定后应积极考虑针对肝内原发病灶的治疗,手术切除肿瘤仍是目前最有效的首选治疗方法。对于患者情况良好、肝功能代偿良好、符合手术治疗指征的患者应及时予以手术治疗,尽可能切除原发病灶,术后根据患者手术切除情况辅以相应的治疗。若肿瘤无切除可能,但肝功能状况良好,可采用肝动脉栓塞治疗,用栓塞剂阻塞出血肝癌的主要供血动脉,从而阻断出血、抑制肿瘤生长。

29. 肝癌会转移吗？常见的转移部位有哪些？

专家回复：理论上来讲，肝癌在身体任何部位都可能发生转移。

肝癌的肝内转移是最常见、最容易发生的，肝癌很容易侵犯门静脉及分支并形成瘤栓，脱落后在肝内引起多发性转移灶。

肝外转移最常见部位为肺、骨和脑。

肺是肝癌肝外转移最常发生的器官。因为从肝脏回流的血液注入右心房，随即通过右心室进入肺动脉。如果肝癌细胞脱落，随血流进入肺脏，就会被截留在肺的毛细血管网中，从而定植、转移。这也就是为什么肝癌侵犯肝静脉后，很容易出现肺部转移的原因。

肝癌骨转移也是很常见的。患者一般会出现相应部位的疼痛症状，行X线检查可能出现骨质破坏，也可能出现病理性骨折。

脑转移的患者一般是因有头痛症状而检查发现，还可能伴有颅高压的症状，例如喷射性呕吐等。

30. 肝癌发生转移后怎么治疗？

专家回复：肝癌转移分肝内转移和肝外转移。出现肝内转移可以根据肿瘤因素（数目、位置等）结合患者状况综合考虑，决定具体的治疗方法：如手术切除、射频消融、肝移植、肝动脉化疗栓塞等。肝外转移常见的为肺转移、骨转移等，若病情允许，一部分患者仍可对原发病灶采取以上方法积极治疗，同时可考虑放疗、免疫治疗等方法，需权衡治疗方案的利弊，选择适合的治疗决策。对于出现全身多脏器的多发转移，不可治愈的肿瘤，治疗上应以减轻痛苦，提高生活质量为原则。近些年出现的分子靶向药物治疗，对肝癌晚期患者的治疗有一定效果，也是一种值得推荐的治疗方法。

31. 得了肝癌会痛吗?

专家回复:大约一半的肝癌患者会有疼痛症状。引起疼痛的原因常是由于肿块增大后撑胀肝脏被膜牵拉神经导致疼痛。所以肿块较小或位于肝内深处则疼痛不明显。若肝癌转移侵犯腹膜后神经或转移至骨骼等处,则会刺激相应神经导致疼痛。

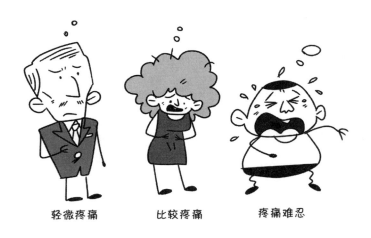

轻微疼痛   比较疼痛   疼痛难忍

32. 患者疼痛难忍怎么办?

专家回复:肝癌癌性疼痛会给患者身心带来明显的影响,应该给予合理充分的镇痛治疗,根据其疼痛程度可以应用不同的镇痛药物。世界卫生组织(WHO)推荐的三阶梯止痛法是一种根据患者的疼痛程度不同而分别使用不同等级止痛药物为治疗原则的止痛方法,已被广泛地应用于治疗各类慢性疼痛。其用药原则是:①口服给药:简便、无创、便于患者长期用药,对大多数疼痛患者都适用;②按时给药,而不是疼痛时才给药；③按三阶梯原则给药：根据患者疼痛的轻、中、重不同程度，给予不同阶梯的药物；④个体化用药：用药剂量要根据患者个体情况确定，以无痛为目的，不应对药量限制过严而导致用药不足；⑤严密观察患者用药后的病情变化，及时处理各类药物的副作用，观察评定药物疗效，及时调整药物剂量。

具体方案是：轻度疼痛，应主要选用解热镇痛剂类的止痛剂，如扑热息痛、阿司匹林、双氯芬酸盐、布洛芬、芬必得、消炎痛等；中度疼痛，应选用弱阿片类药物，如可待因、强痛定、曲马多等；重度疼痛，应选用强阿片类药物，如吗啡、羟考酮、芬太尼等。

通过按时用药治疗，90%以上的癌症患者可以得到缓解，部分患者由于疼痛的消失，使信心增加，延长生命从而提高生活质量。

33. 家里有肝癌患者，家人要注意什么？

专家回复：亲属首先应该明白，肝炎可以传染，而肝癌是不传染的，所以，不会因为密切接触而导致自己患肝癌，当然，应该做好防范肝炎的措施。其次应当给患者树立信心，鼓励患者积极治疗，在进行了相应治疗后，应当督促患者遵医嘱服药，杜绝既往的不良生活习惯，进行规律的复查。最后家人应努力营造良好氛围，使患者保持积极健康的情绪以及积极乐观的心态，这样才有利于病情的进一步恢复。

34. 肝癌患者术后应如何调养？

专家回复：首先，肝癌患者手术后应积极调整好自己的心态。因为保持积极乐观、向上的心态不仅有助于疾病的恢复，而且还可以提高患者的生活、生存质量。其次，要保证有充足的营养供应。肝癌患者，尤其是晚期肝癌患者往往食欲差，加之肿瘤对机体的消耗，容易出现消瘦、营养不足，这时保证充分的营养供应就显得格外重要。由于肝硬化时肝脏功能不全，胆汁分泌和排泄发生障碍，给脂肪的消化和吸收带来困难，会导致部分严重肝硬化患者出现脂肪痢。当出现上述症状时，应当控制摄入的脂肪量。但如果患者没有上述症状，为了增加热量，脂肪不宜限制过严。此外肝硬化患者在饮食方面还应该注意合理摄入蛋白质。肝脏是蛋白质合成的场所，每天由肝脏合成白蛋白 11 ～ 14 克。当肝硬化时，肝脏就不能很好地合成蛋白质了，就需要合理安排蛋白质的摄入。这时可以选择多种来源的蛋白质食物，尽量减少动物蛋白的摄入，适当增加植物蛋白的摄入量，以防止因进食过多蛋白质而导致肝性脑病的发生。肝硬化患者在饮食方面还要注意限制膳食中的水与钠。当患者有水肿或轻度腹水时应给予低盐饮食，每日摄入的盐量不宜超过 3 克；严重水肿时宜用无盐饮食，钠应限制在 500 毫克左右，应禁食含钠较多的食物。总的来说，肝癌合并肝硬化患者的饮食原则是食物易消化、营养全面而均衡，要注意优质蛋白质、多元维生素、微量元素、氨基酸及矿物质的合理补充，避免因饮食不当而诱发其他并发症的出现。

 35. 什么是转移性肝癌？什么肿瘤容易转移至肝脏？

专家回复：转移性肝癌也叫继发性肝癌，系由全身各脏器的恶性肿瘤转移至肝脏形成。肿瘤转移途径一般有血液、淋巴、直接浸润等。由于肝脏接受肝动脉和门静脉双重血供，血流量异常丰富，全身各脏器的恶性肿瘤大都可转移至肝脏。尤以腹部内脏的恶性肿瘤如胃癌、结肠癌、胆囊癌、胰腺癌、子宫癌和卵巢癌等较为多见。乳腺、肺、肾、鼻咽等部位的恶性肿瘤转移到肝脏也较为多见。

在疾病早期主要表现为原发灶的症状，肝脏本身的症状并不明显，大多在原发肿瘤行术前检查、术后随访或剖腹探查时发现。随着病情发展，肿瘤增大，肝脏的症状才逐渐表现出来，如肝区痛、闷胀不适、乏力、消瘦、发热、食欲不振及上腹肿块等。晚期则出现黄疸、腹水、恶病质等。也有少数患者（主要是来源于胃肠、胰腺等）肝转移癌症状明显，而原发病灶却无相应的症状或症状表现不明显。

 36. 怀孕后发现肝癌怎么办？怀孕会促进肝癌生长吗？

专家回复：妊娠期合并肝癌的治疗，应根据非孕期的治疗原则，并结合患者妊娠时间、是否继续妊娠的意愿等因素综合考虑后进行治疗。目前研究显示，多数麻醉药物对胎儿是安全的。因此，妊娠期可进行相对安全的手术治疗。

目前认为，妊娠期间由于孕妇身体消耗较大加上妊娠期甾体类激素，特别是雌激素在孕期迅速增长、内分泌变化以及免疫系统的改变，都容易使肿瘤进一步发展。有部分临床治愈的肝癌患者，怀孕后又出现肝癌的复发或转移。

 37. 如何预防肝癌？

专家回复：要想预防肝癌，首先应从肝癌的病因方面着手。针对肝癌的发病原因，以下预防措施是值得提倡的。

（1）防止肝炎的传染：注意保护自己，养成良好生活、卫生习惯，注射乙肝疫苗是防止感染乙肝病毒的有效途径。

（2）积极治疗肝炎，定期检查：对于感染肝炎的患者来说，一定要及时治疗，定期检查，以便早期发现肝癌。

（3）避免不良习惯：在自己的可控范围内每改掉一个不良习惯，你就会远离癌症一步。如：不吃霉变食物，避免饮用受到污染的水，低硒地区人员适当补充硒元素，戒烟酒，少吃烧烤、油炸、熏制食品等。

（4）注意服药安全：很多药物都可能会引起肝脏损伤，不可乱服，如抗生素、止痛药、避孕药、降糖降脂药、治疗感冒的药等。另外，许多乙肝病毒感染者乱服药、迷信民间偏方的现象也较常见。一些以"保肝药"、"提高免疫力药物"等为标榜的药物，往往名不符实，切忌滥用。

（5）生活规律，忌暴饮暴食：营养过剩、肥胖，早上不吃东西，晚上暴饮暴食，喜欢睡懒觉，这些都是危险因素。要保持健康的体重，不要过瘦也别过胖，以防止营养不良或脂肪性肝炎。

（6）保持良好心态：现代人生活压力越来越大，心态调整不好，就容易发病。

 38. 肝癌能治愈吗?

专家回复：肝癌分为早期、中期和晚期。早期肝癌的治愈率明显要高于中晚期。有统计数字表明，早期肝癌的临床治愈率可以达到60%以上，所以早发现早治疗是肝癌治愈的前提。如果是肝癌早期患者，通过正规医院及时正确的治疗，肝癌能治好的希望还是挺大的。中晚期肝癌达到治愈的目的难度较大。治疗的目标主要是延长患者的生命，提高患者的生活质量。所以，在肝癌高发人群中做到早发现早治疗是治愈肝癌的重要措施。

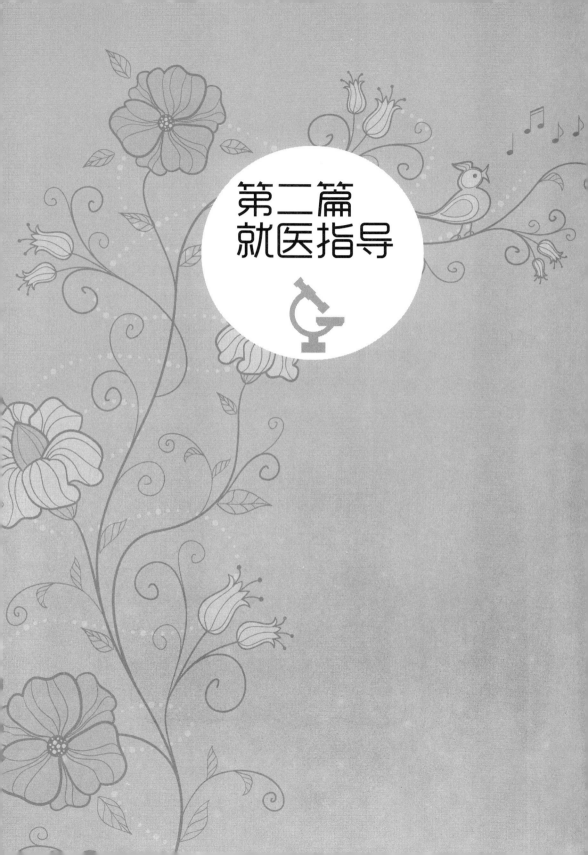

第二篇
就医指导

专家回复：首先，患者要清楚自己因为什么去医院，要抓住主要病情，也就是说这一次去医院你想要解决什么问题。最好看病前把自己病情的主次关系、先后顺序整理一下。因为医生每天都要接诊大量的患者，如果患者能够准确地叙述自己的病情，显然会给医生的准确诊断提供方便。如果是复诊，还应该把上次就诊时的诊断情况、用药情况、用药效果做一下归纳，简明扼要地向医生叙述，也要把上一次检查的化验单等辅助检查结果准备好，以备医生参考。看病前最好早晨空腹，也不要喝水，因为很多检查需要空腹进行，比如化验肝功能，做肝脏超声、CT 检查等。如果不是空腹，这些检查当天就不能进行，这样不但会影响疾病的诊断和治疗，还会耽误患者诊治的时间。

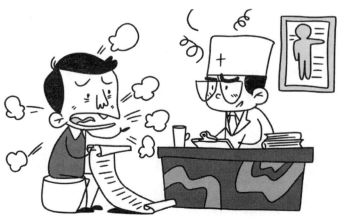

我只需要知道上次就诊时的诊断情况、用药情况、用药效果、上一次检查的化验单就明白了。

2. 看病时需要带哪些资料?

专家回复：看病时要将以前的资料尽可能准备好，如门诊病历、CT片、核磁共振片、各种化验单、检查单、出院小结、手术记录、病理诊断等。这样一方面方便医生快速对病情做出判断，另一方面也可节省患者的时间及检查费用。建议患者最好将每次就诊的资料按时间顺序装订起来，长期保存，这就是你的健康档案，以后不管得了什么病，这些资料对判断和治疗你的疾病都有很大的帮助。如有过去看病的病历就不需要再买新病历，如果是初诊就要买一本门诊病历，这样做的目的，主要是为了更好地诊断和治疗疾病。因为医生要在病历本中记录你的病情和处理意见，这就为下次就诊判断病情提供了资料，比如说曾做过什么化验检查，以前做过什么手术，服用过什么药物，哪些药物有效，哪些药物无效，下一步还需要做哪些化验检查，药物要做哪些调整等。同时也能保障你的合法权益，如有纠纷，病历是最重要的资料证据。

3. 初次就诊应该到什么科室看病?

专家回复：应根据您最想解决的问题或您感觉最痛苦的症状来选择就诊科室和专家。与肝癌相关的科室有肝胆外科、消化科、介入超声科、介入放射科、肿瘤内科、放疗科等。需要手术切除、射频消融的患者应挂肝胆外科，初次就诊的患者也应先找肝胆外科医生就诊，若没有外科处理指征，医生会给予你相应的建议，指导你下一步就诊。按规定，开诊后不再退当日号，所以请您在挂号前选好科室和专家，以免挂错号，影响您就诊。不清楚者还可以通过以下途径来咨询：①咨询挂号大厅导医员或窗口挂号员；②浏览医院门诊大厅的各科专家特长简介；③登陆我院网站：//www.plagh.com.cn；④拨打语音咨询电话：010-66939344 进行查询。

4. 填写就诊卡时，为什么要填写地址及联系电话？

专家回复：办就诊卡时需要填写患者的姓名、亲属姓名、家庭地址，还包括联系电话，以便有重名或有任何问题时能与您联系。

5. 挂号时一定要出具本人身份证吗？

专家回复：初次来院就诊的患者，请您携带本人的身份证、户口本等有效证件办理挂号，不允许使用他人医疗卡号挂号就诊。

6. 初次就诊一定要挂专家号吗？

专家回复：初诊最好先到普通门诊就诊，经检查后没有明确诊断或是有疑难杂症的，再选择有关专科的专家。这样既节省费用、节约时间，又不耽误疾病的诊断和治疗。另外，挂专家号也要有的放矢，因为术业有专攻，每个专家都有专业侧重，因此，在看病前要做好功课，电话咨询医院或事先在网上作个调查，找准最适合的专家再看病。去看病时准确挂号很重要，如果挂号这个首要环节出了问题，就会绕很多弯路，既费时又费钱。因此，在自己吃不准时，一定要先问导医员，现在一般的大医院门诊大厅都设有"导医台"。

7. 看病时如何选择专家？

专家回复：首先需要根据自己的病情、经济条件来决定，而不应不管自己的病是轻是重都挂专家号。如患感冒挂呼吸内科专家号，皮肤小

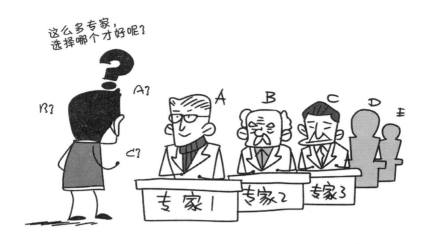

伤小痛挂外科专家号等，这不但浪费金钱，而且还浪费了医院的专家资源，使这些专家把大量精力花费在诊治普通疾病上，而使真正需要专家诊治的患者反而得不到就诊机会。此外，在具体选择专家门诊时还要注意以下几点。

①选择其优势特长和自己疾病对口的专家：因为即使是同科的专家也各有所长，同为肝胆外科专家，有的擅长于肝癌手术，有的擅长胆管癌手术，有的则擅长于胰腺手术。因而只有充分了解各专家的特长后，才能更好地选择适合的专家。一般可向各医院的咨询服务台询问各专家的特长；②相对固定专家诊治：如果您患慢性病，且长期在某个医院就诊，最好能固定挂某一专家的号，以利于其了解您的病情和掌握治疗的规律；③不要轻视青年专家：现在医院中有不少年轻的副主任医师或主任医师，他们通常有很高的学历，或由国外学习归来，因而具有很高的知识技术水平，且掌握了世界最新的医学观念、医疗技术，千万不要因为他们年轻而错过求治机会。

8. 专家号可以提前预约吗？如何预约？

专家回复：可以提前一周进行网上预约或电话预约。为方便您挂号就医，我院推出了银医"一卡通"挂号就诊业务，患者持本人（工商银行、农业银行、中国银行、建设银行）银行卡，在我院"自助挂号机"上可快速挂取 7 日内的专家号及"普通号"；也可通过四大银行网点自助机具、网上银行及银行"客服电话"（工行 95588、农行 95599、中行 95566、建行 95533）进行挂号，以减少您的就诊等候时间，亦可拨打 95169、010–114 电话预约；或登录 www.95169.com 及 www.bjguahao.gov.cn 进行网上预约。

9. 预约专家号后，如果不去看病，如何取消预约？

专家回复：

（1）用户在医院规定的取消时限内可以取消预约号，超过退号截止时间系统将限制用户退号，一般截止时间为就诊日期的前一天下午 15：00 点，就诊当天不能取消当日预约号（注：个别医院的预约取消截止时间有所不同，具体规则请关注各家医院的个性化预约须知）。

（2）在医院规定的取消预约时限内，用户可登陆统一平台网站的就诊医院页面，或进入"个人中心"，或拨打 114 客服电话进行查询或退号操作，退号时需凭"预约识别码"进行取消。

（3）如果您在就诊当天不能前往医院取号就诊，请提前退号，否则会因造成号源浪费，影响其他患者的就诊而被记录爽约档案，由此会影响到您今后的预约行为，请您谅解。

10. 不取消预约会有什么后果?

专家回复:用户未按医院规定的取号时间提前到医院指定的挂号窗口取号,且超过预约就诊时间未能按时就诊即视为爽约,该预约号源自动作废。如仍需就诊可重新预约或到医院挂号窗口挂号。一年内(自然年)无故爽约累计达到 3 次的爽约用户将自动进入系统爽约名单,此后 3 个月内将取消其预约挂号资格;一年内(自然年)累计爽约 6 次,取消 6 个月的预约挂号资格。

11. 自助挂号是怎么回事?

专家回复:自助挂号就是有自助导医功能模块的自助挂号系统,又称自助挂号收费综合服务站。整个系统包括:呼叫器(软件、硬件)、显示屏、外界音箱、管理系统。自助挂号收费综合服务站具有以下鲜明的优点。

(1)自助导医功能:通过自助导医功能模块可以利用图片、动画、语音等多媒体手段向用户介绍医院的特色科室、特色专家和具有特色的医疗设备及治疗项目等。

(2)消费明细查询和打印:住院患者利用自助挂号收费综合服务站可以查询自己的检查、药品、治疗等各项收费的明细并打印。

(3)自助挂号收费综合服务站是国内第一套可以实现自助挂号、自助缴费、自助分诊、自助导医和自助查询及打印的综合性自助服务站系统。

(4)开放性的开发平台,可以方便地嵌入到现有的医院信息管理系统中,并可以方便地拓展出其他新业务。

自助挂号系统利用动画、声音等多媒体效果，充分发挥系统的可操作性，做到了真正的傻瓜式操作模式，便于医院患者使用，增进用户体验。

12. 如何自助挂号？

专家回复：患者持本人银行卡（中国银行、农业银行、工商银行、建设银行），在医院"自助挂号机"上可快速挂取"当日号"或7日内的专家号及普通号；也可通过四大银行网点自助机、银行网站及银行"客服电话（工行95588、农行95599、中行95566、建行95533）进行挂号。

（1）挂"当日号"

①持银行卡患者：可通过本人（中、农、工、建）银行卡，在门诊（一至五层）自助挂号机上挂号，无需等候，方便快捷；

②无银行卡患者：初次就诊请先填写"医疗卡信息登记表"，再到窗口排队挂号。窗口挂"当日号"时间：上午号6：30～11：00，下午号6：30～16：30（16：00停止挂专家号）。

（2）挂"次日号"：持患者本人银行卡可在自助挂号机上挂取"次日号"；无银行卡患者，可持患者本人身份证及手机短信在窗口排队挂取"次日号"。窗口挂"次日号"时间：周一至周五14：00～18：00；双休日和节假日11：00～18：00（窗口会根据患者多少，适时调整挂号时间）。

13. 医保患者看病时需要注意什么？

专家回复：医保患者看病需要注意以下几点。

（1）基本医疗保险实行"就近就医，方便管理"的原则：职工原则上可在单位和居住地所在区、县的基本医疗保险定点医疗机构范围内任意选择4家医疗机构就医，其中必须有1家基层定点医疗机构（含社区卫生服务中心和站、厂矿高校内设医疗机构）。参保人员如果对自己所选择的定点医疗机构不满意，可以在一年后的规定时间内进行更换。专科医院、中医医院不在选择定点医疗机构范围内。

（2）到定点医疗机构就医：职工到本人选定的定点医疗机构就医。也可以不经转院直接到全市任何一家定点的中医医院或专科医院就医。急诊患者可以就近到任何一个定点医院就诊，但要加盖急诊章。异地就诊、出差在外地急诊看病，也需加盖急诊章。

（3）持手册就医：参保后为每位职工发一本《北京市医疗保险手册》，手册内记载着您的个人资料，您就诊时必须携带，因为医院要通过这本手册确认您的参保人身份，查询您的有关医疗情况，还要通过这本手册进行医疗费的结算。

（4）使用医保专用处方：处方要有病情及诊断，到定点零售药店购药，必须持定点医院开具的处方并加盖"外购章"。

（5）就诊产生的单据，作报销准备的有：

1）门诊。①收据：机打收据，有"上传"字样和手册号；②开药还需提供医保专用处方，且病情诊断为中文书写；③检查、化验结果单，复印作报销备用；④治疗明细单；⑤病历需谨慎保存，并复印作报销备用。

2）急诊。①诊疗单据同门诊式样；②收据要加盖急诊章，处方为急诊处方或加盖急诊章；③急诊诊断证明，复印作报销备用。

3）住院。①住院专用收据，注意盖章生效；②住院费用结算单，注意书写清楚，无含糊语句；③住院费用明细单，注意盖章生效；④出院诊断证明，书写清楚。

（6）住院时须交纳住院预交金或押金：参加北京基本医疗保险的员工在办理住院手续时，应向院方出具蓝本（医疗保险手册），同时缴纳预交金；当员工无法提供蓝本时，医院会要求全额缴纳住院押金。在出院时，请到医院的医疗保险管理部门办理出院手续，同时获取相关的出院证明和分割单。当参加医保的员工无法持蓝本住院时，应向院方说明理由，明确已经加入医保，并在住院期间或出院时向院方提交蓝本或必要的证明。

（7）外地参保人员看病时，需要从你选择的定点医院开具转院证明，并到当地医保经办机构审批盖章。来北京的医院住院后，应到医疗保险办公室，在转院单上加盖该医院的医保专用章（有部分地区还需要主管医生签字）。你在北京的医院看病的一切费用都需要你自付，回到你所在地医保经办机构予以报销。报销所需要的相关资料，请向当地医保工作人员咨询清楚。

 14. 候诊时应注意什么？

专家回复：（1）除就诊患者外其他患者不要进入诊室围观大夫，妨碍医护人员工作；不要大声喧哗，手机置于静音或振动状态，就诊时患者或陪护人员不要接打手机。候诊时要保持候诊室清洁卫生，不要随地吐痰，不要乱丢果皮，如因病呕吐要及时清扫或请卫生人员帮忙，要尊重卫生人员劳动。

（2）患者应按先后顺序就诊。在候诊时如出现特殊不适或病情发生明显变化时，要找护士或医生给以妥善处理。

（3）如果陪同老人、重患者或小孩看病时，作为陪同人也应该遵守候诊室的规定。在医生诊查时最好只进去一人陪同，其他人员应在诊室外等候。

15. 应该怎样向医生陈述病情?

专家回复：患者向医生叙述病情时，要注意以下几点：①要向医生讲清自己就诊的症状及发生的时间、先后顺序、演变过程、相关因素等。比如腹痛患者就诊时，应说明是腹部的哪个部位疼痛，疼痛了多长时间，是持续痛还是间断痛，是空腹时痛还是进食后痛，开始是什么部位痛，后来转移到什么部位痛，是否伴有发热、腹泻等其他症状，腹痛发生前有什么行为可能对其产生影响等；②讲清以往的患病和治疗情况。因为过去的疾病及治疗情况，对现在疾病的诊断可能有参考价值。如过去曾患有乙肝、丙肝等肝脏相关疾病，检查发现肝脏占位，则考虑肝癌可能性大；③讲清以前的用药情况及是否有过敏史。如以前用过什么样的药物对自己疾病最有效；又如未经医生指导，自行服过什么药；过去服用何种药物时发生过过敏情况等都应向医生说明；④讲清本次就诊前曾到过什么医院，曾请过什么医生诊治，诊断为何种疾病，是如何治疗的，疗效如何等都应该向医生如实说明，并将在其他医院诊治的医疗手册、辅助检查结果一并交给医生参考。这样有助于医生从中发现成功的经验或不足，以便进一步明确现在所患病的诊断，进行有效的治疗；⑤在诉说自己疾病时，要突出重点，主次前后分明，避免故意夸大症状或隐瞒症状，避免啰啰嗦嗦地讲一大堆，主要问题反而没说或没说清楚。

16. 讲述病情时，为什么有的患者经常被医生打断?

专家回复：有的患者讲，自己在诉说病情时，医生不仔细听他讲完，老是打断他讲话，认为医生态度不好，这其实是对医生的一种误解。由于现在门诊量较大，每位患者的平均就诊时间相对较短，医生需在较短的时间内由问诊过程中获取相关重点信息来诊断病情。故患者需在医生的相关引导下叙述与本次疾病相关的有用信息。当患者所述信息与疾病的诊断无相关联系时，医生通常会打断患者，引导患者叙述与本次疾病相关的信息。如患者因腹部疼痛来就诊时，需向医生说明是腹部的哪个部位疼痛，是持续痛还是间断性痛，是空腹时痛还是进食后痛，开始是什么部位痛，后来转移到什么部位痛，是否伴有其他症状，腹痛发生前有什么行为可能对其发生影响等。若只是一味地诉说与就诊无关的信息，医生则会打断患者来引导其诉说与就诊相关的其他方面的信息。

17. 如何选择就诊医院?

专家回复：目前各种综合医院、专科医院、私人医院较多，尤其在大城市较为突出，这就给患者带来了困惑，千里迢迢到了大城市，却弄不清楚应该到哪家医院看病。其实，只要遵循以下几条，就可以选择到你满意的医院。

（1）根据疾病病种：对于一般老百姓来说，如果患的是简单常见疾病，在一般医院就可以解决。如果是疑难疾病应到大型医院治疗。某些专科疾病，例如精神病、烧伤、整形、肝炎、结核病等，应该到专科或专病医院诊治。

（2）根据病情：如果病情很急，不允许长途搬运患者转院，则应就近治疗，待病情稳定后，方可考虑是否到上级医院诊治。例如，外伤性脾破裂，应在黄金一小时内及时就近处理；对于多发伤、腹腔感染等需根据损伤控制理论先进行止血、控制感染、复苏等处理，待病情稳定后再考虑能否转院。

（3）参考医院的等级：国家卫生部根据医院的医务人员实力、所开展的新技术项目的数量及水平、医疗质量、医院的设备、床位数等，将医院分为三级、二级、一级医院，每级中又分甲等、乙等、丙等。不同级别、等级医院间在设备、技术实力方面是不一样的，目前国内以三甲（三级甲等）医院为最高等级。

（4）另外，还要根据各医院的特色，根据自己的病情，选择相应的医院治疗。

 18. 化验、检查花费越多就越好吗？

专家回复：化验、检查花费不是越多越好，而是应该选择适合病情需要的化验、检查。

原发性肝癌是临床上最常见的恶性肿瘤之一，可分为肝细胞癌、胆管细胞癌及混合型肝癌。初步筛查原发性肝癌需要的常规检验主要包括：肿瘤标志物

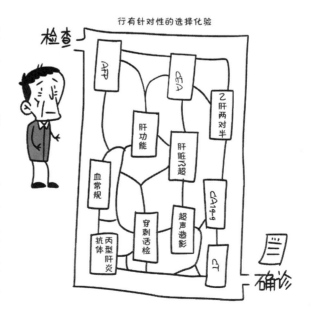
行有针对性的选择化验

（AFP、CEA、CA19-9）、肝功能、血常规、乙肝两对半、丙型肝炎抗体；常规检查主要包括：肝脏 B 超、CT。必要时可加做超声造影或磁共振检查。如不能确诊时可行穿刺活检。如怀疑有肝外转移可做相应的检查以排除其他脏器转移。所以，有针对性地选择化验、检查既可以省去不必要的费用而且也能节省时间。

19. 如何选择肝癌的治疗方案?

专家回复：面对各种各样的肝癌治疗方法以及网上、街头乱飞的肝癌治疗小广告，好多患者满头雾水，不知所措。有的患者觉得哪种方法神奇就去试哪种方法，或者撞上哪种方法就选择哪种方法，导致最后延误病情、耽误治疗。

首先说一说肝癌有哪些治疗方法。肝癌的治疗主要有如下几种：①手术切除；②肝脏移植；③消融治疗：包括射频消融、微波消融、

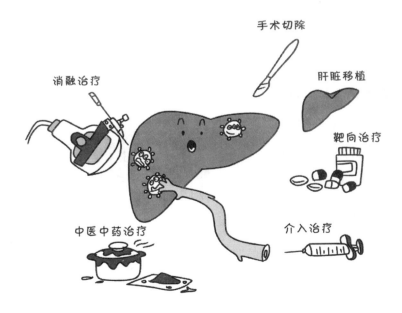

冷冻消融等；④介入治疗：肿瘤血管的栓塞治疗；⑤放射治疗；⑥靶向治疗；⑦免疫治疗；⑧中医中药治疗等。每种治疗方法都有它的优点也有它的缺点。

每一个患者的病情不同，用什么治疗方法或者结合哪几种方法才能达到最佳的效果，这需要结合病情及患者全身状况具体分析。如果适合手术切除的话首选手术切除。肝脏移植除了能治疗肝癌以外，还能治疗引起肝癌的肝硬化。如果不具备手术切除条件的话且肝癌小于 5 厘米可选择消融治疗。如果手术切除和消融治疗都不适合，则可选择介入栓塞治疗（TACE）。如果以上方法都不能选择，则可以选择其他治疗。当然，有些肿瘤可能会用到 2 ~ 3 种治疗方法，以弥补其中某一种的不足。不能笼统地说哪一种方法更好。

20. 患了肝癌，家人要告诉患者实情吗？

专家回复：患了肝癌后，家人要不要告诉患者实情呢？是全部告诉他（她）还是告诉他（她）一部分呢？因为每一个患者的心理承受能力不同，所处的环境不同，所以这个问题没有统一的答案。应根据情况酌情而定，原则上是应以有利于疾病治疗，有利于患者康复为最终目的。

21. 患了肝癌后，患者应怎样配合治疗？

专家回复：患了癌症后，患者应从以下方面去注意，配合治疗。

（1）平衡心理，重新调整生活：许多患者习惯了紧张的上班生活，患病后一下子放慢了生活节奏，心理上感到无所适从。这时患者应重新安排自己的生活，并从多方面培养生活兴趣和爱好，寻求新的精神寄托，这样才有利于身体内环境的调节与稳定，对病情的康复也会起到积极的作用。

（2）改正不良习惯：要养成良好的生活习惯，下决心戒掉烟酒，不吃或少吃腌、熏、烤及发霉的食物。坚持锻炼身体，提高免疫力。在家养病期间，坚持锻炼是癌症患者康复的重要措施之一。适当参加健身活动，不仅能增加机体免疫，改善血液循环，促进新陈代谢，还可消除抑郁的情绪，松弛紧张的精神。但运动应量力而行，循序渐进。

（3）实事求是，尊重科学：癌症的治疗和康复应该在医务人员的指导下，制订一个完整的、系统的方案。患者应予以遵从，并客观地对待病情，既不能麻痹大意，也不要心急乱投医，乱吃药。

（4）定期复查：癌症是一个需要长期观察治疗的疾病，应定期复查，以便能及时发现是否有复发或转移。

22. 肝癌多学科联合诊疗门诊是怎么回事？ MDT 是什么意思？

专家回复：半个世纪以来，一系列创新理念和方法不断地应用于肝癌治疗，形成了包括手术切除、肝移植、消融治疗、肝动脉栓塞化疗、分子靶向治疗、适形放疗、生物治疗等多元化治疗格局。随着医学进步和药物、技术手段的增多，医生的专业也越来越细分。这一方面提高了医生专业医疗水平，同时也可能因其知识领域的限制给患者治疗带来不利影响甚至形成错误决策。在临床实践中常遇到这样的尴尬：患者及其家属在分别听取了内科、外科、放疗科等多个专家的意见后，发现自己面临着化疗、放疗、手术以及其他多种不同的治疗选择。其实，临床医生甚至也面临着同样的困惑。对患者的诊断治疗，似乎存在着多个不同甚至相左的治疗决策，优劣难于权衡。

疾病是一个非常复杂的个体，涉及多学科的问题。肿瘤疾病还往往

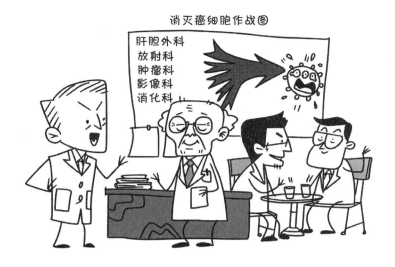

伴有全身多脏器的功能障碍，它需要多学科的协作治疗。近年来，临床多学科联合诊疗团队（multidisciplinary team，MDT）的概念逐渐兴起。MDT通常指来自两个以上相关学科，一般包括多个学科的专家，形成相对固定的专家组，针对某一器官或系统疾病，通过定期、定时的会议，提出诊疗意见的临床治疗模式。

采用多学科联合诊疗可打破专业偏见和技术堡垒，推动多学科间的交流与合作，促进肝癌诊疗技术和经验的全面融合。为患者制订最佳的个体化治疗方案，全面提高肝癌治疗的水平，在达到最佳治疗效果的同时，还能将医疗资源的耗费降至最低，避免单一治疗、重复治疗、过度治疗等问题，降低医疗成本，减轻患者经济负担。多学科联合诊疗模式代表了当前恶性肿瘤治疗的国际趋势，已成为发达国家医院医疗体系的重要组成部分。

我院是国内最早开展肝癌多学科联合诊疗的医疗机构，此项工作至今已开展了5年多，每周二、四下午进行联合会诊讨论。参加会诊的有肝胆外科、影像科（放射诊疗科）、介入超声科、介入放射科、肿瘤科、消化科、放疗科等多学科的专家，已经有数千名患者因此获益。

23. 肝炎患者需要定期进行检查吗?

专家回复：是的，肝炎患者需要定期复查。有些患者明知自己携带乙肝病毒，因无任何症状，能吃能动，不以为然；当感到不适时才到医院诊治，却发现已有肝硬化，甚至到了肝癌晚期。为避免以上情况发生，乙肝患者定期检查是非常必要的。但有些患者每年只检查"二对半"，以为是"小三阳"就可以高枕无忧了，殊不知这正是不能早期发现病情的原因。因为即使是"小三阳"也并不表明肝脏没有问题。肝脏有无问题，不能仅凭自己的感觉，需要定期化验肝功能、血常规、乙肝病毒含量（HBV-DNA）、甲胎蛋白（AFP），检查腹部超声，即平常所说的 B 超等。

24. 肝硬化患者需要定期进行检查吗?

专家回复：肝硬化患者需要定期复查。肝硬化患者定期复查的主要目的是动态了解病情发展情况，判断治疗效果。对于早期肝硬化（代偿期），一般每 2 ~ 3 个月检查一次肝功系列和血常规。其中检查肝功系列指标可以判断肝硬化是处于静止期还是活动期。对于活动性、失代偿期的肝硬化患者，复查的频率和项目要多于早期肝硬化患者。对于转氨酶、胆红素反复升高的活动性肝硬化患者，一定要密切观察肝功能指标的变化情况，及时治疗、及时复查。对于有腹水的肝硬化患者，在使用利尿剂治疗的同时，应该 2 周检查一次 B 超，了解腹水消退情况；对于出血倾向明显的患者，应该每 1 ~ 2 周查一次大便常规及潜血。对于有肝性脑病史的患者，应该在控制蛋白质摄入的同时，定期检查(每3～4周一次）血氨，以了解血中含氨类毒性物质的蓄积情况。对于使用利尿剂治疗腹水的患者，还应每1～2周检查一次电解质，了解水、电解质平衡情况，以免低钾、低钠的发生。对于长期顽固性的腹水患者，一定要每隔一段时间检查一次腹水常规，注意是否有腹膜炎发生。对于活动性、失代偿期的肝硬化患者更要强调注意检查B超和甲胎蛋白，警惕肝硬化向肝癌方向的演化。

25. 肝癌术后多久应进行复查？一般需要检查什么项目？

专家回复：肝癌术后患者的治疗有一定的连续性，所以，患者出院回家后一定要注意复查时间。复查可早期发现复发转移病灶，并可提高肝癌再手术切除的可能性。根据每个患者的情况不同，肝癌术后多久复查一次也各有不同。一般第一次复查是在手术治疗后1～3个月，以后每隔3个月要复查一次，对于治疗2年以上者可每半年复查一次。肝癌的复查项目主要包括甲胎蛋白、乙肝病毒含量（HBV-DNA），肝功能、血常规、腹部超声；根据情况可增加腹部CT（或磁共振）、肺部CT、头颅CT、骨扫描，或者PET-CT等检查。如肝癌患者术前甲胎蛋白升高，一般在手术切除后，患者血液中AFP会减低，有的可降至正常。术后复查如再次升高，要警惕复发可能，需详细检查。

26. 医院为什么定期给患者打电话或写信联系？

专家回复：患者出院后，医院会对患者进行随访，所以患者或亲属会定期收到医院发出的信函或打来的电话。随访的目的一是为了了解患者目前状况，并给予治疗建议，对病情复发和恶化的患者可安排重新住院治疗；二是为了对患者跟踪观察，了解治疗后的近期、远期疗效，为评价新技术临床应用价值积累资料，以改进疾病的治疗方法和效果；三是为了收集患者对医院运营服务的意见，以利于持续改进医疗服务水平。所以，您若收到医院打来的电话或信函，敬请您抽出宝贵时间，配合我们工作。

第三篇
肝癌治疗

1. 肝癌的治疗方法都有哪些? 应该如何选择?

专家回复：肝癌是我国的高发病，根据患者情况、肿瘤特性的不同，有不同的治疗方法。每位患者应根据自己的实际情况来选择合适的治疗方法。具体治疗方法有以下几种：

（1）肝切除术：肝切除术是目前肝癌的首选治疗方法，是原发性肝癌除肝移植外最有效的治疗方法。肝切除术分为解剖性肝切除术和非解剖性肝切除术。非解剖性肝切除是我国以往施行数量最多的术式，而解剖性肝切除能达到最彻底的肿瘤根治效果，但对技术要求较高。

（2）肝移植术：肝脏移植可将原病肝全部切除，并用一个无肝硬化的新肝替代，不仅达到根治肿瘤的目的，而且清除了肝硬化这一肝癌生长的"土壤"。但肝移植并不适合每个肝癌患者。肝癌患者行肝移植需符合具体的标准、选择合适的适应证，这是提高肝癌肝移植疗效，保证极为宝贵的供肝资源得到公平有效利用的关键。目前国际上采用的肝移植标准主要有米兰（Milan）标准、美国加州大学旧金山分校（UCSF）标准和匹兹堡（Pittsburgh）改良 TNM 标准。现在我国尚无统一标准，但已有多家单位和学者陆续提出了不同的标准，包括杭州标准、上海复旦标准、华西标准和三亚共识等。国内的标准扩大了肝癌患者肝移植的适应证范围，可使更多的肝癌患者因肝移植手术受益，可能更符合我国国情和患者的实际情况，但尚有待于继续研究，从而达到公认和统一。

（3）介入治疗：介入治疗是指借助于影像技术的引导，在瘤体内或区域性血管内进行的物理、化学等治疗，可分为放射介入治疗和超声介入治疗两大类。放射介入治疗主要指经导管肝动脉化疗栓塞术（TACE），其适应证主要为肿瘤巨大或多发肿瘤不能行手术切除者，一般情况较差（如高龄、合并其他疾病等）不能耐受手术者。TACE 并非肝癌的根治性治疗手段。超声介入治疗主要包括经皮无水酒精注射，经皮射频消融、微波消融、高能聚焦超声等热疗及氩氦刀冷冻治疗等。部分肝癌可经上述方法治疗后达到根治效果，但尚需进一步研究。

（4）生物治疗：包括肝癌的基因治疗、免疫治疗、细胞因子治疗及单克隆抗体导向治疗等。生物治疗目前尚处于临床研究阶段，具有良好的前景。

（5）中医中药治疗：在临床上中医中药治疗大都与其他疗法如手术治疗等相互配合，在控制肿瘤生长、改善症状、提高机体免疫力方面可起到一定作用。目前尚未研究出一套完整的规律，各人经验和疗效不同，有待今后进一步深入的研究。

（6）放射治疗：适用于全身情况尚好、肝功能良好、肿瘤较局限而无法手术切除或肝切除后肝创面有残余肿瘤或手术切除后复发者。

（7）化学治疗：主要用于全身情况和肝功能尚好的患者。目前多选择肝切除术后多种药物联合化疗。

2. 肝癌手术切除的适应证有哪些？

专家回复：虽然手术切除是肝癌的首选治疗方法，但并不是每位患者都适合。肝切除术的适应证为：①患者全身情况良好，心、肺、肾等重要脏器功能基本正常；②肝功能正常或基本正常，肝储备功能良好；③肝切除后预留功能性肝体积能够满足患者自身需要；④无远处脏器如腹壁、盆腔、大网膜、肠系膜、胃肠道、胰腺等的广泛转移。

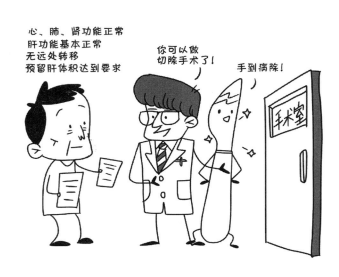

3. 为什么说手术切除是治疗肝癌的首选方法?

专家回复：在肝癌的众多治疗方法中，能达到根治效果的主要为肝切除术和肝脏移植。超声介入治疗包括经皮无水酒精注射、经皮射频消融、微波消融、高能聚焦超声等热疗及氩氦刀冷冻治疗等，虽然部分较小的肝癌可达到根治的效果，但尚存部分争议，需进一步大规模随机临床对照研究。TACE、中医中药治疗、生物治疗、放射治疗和化疗都属于非根治性治疗手段。虽然肝脏移植从理论上讲具有更彻底的根治性，但是，由于肝源紧张、肝脏移植费用较高、肝脏移植存在适应证、肝移植术后需终生服用抗排斥药物及免疫抑制等诸多问题，肝脏移植无法成为肝癌治疗的首选方法。肝切除术对于肝癌具有良好的近期和远期治疗效果，国内外已有大量研究证实了该观点，已成为业内共识。而且同肝移植相比，肝切除术具有更加经济、适应证广、术后无需过多辅助治疗等诸多优势，因此，成为治疗肝癌的首选方法。

4. 手术切除后的生存率如何?

专家回复：肝癌是一种进展较快的恶性肿瘤，一般症状出现至死亡时间平均为 3 ~ 6 个月，少数病例在出现症状后不到 3 个月死亡。肝切除术可显著改善其预后，是目前治疗肝癌首选的和最有效的方法。根据国内文献报道，总体上，肝癌切除术后 5 年生存率 30% ~ 40%，早期肝癌切除术后 5 年生存率可达 60% ~ 70%，甚至更高。

5. 手术切除的风险有哪些?

专家回复：近二十年来，随着肝脏外科基础研究的进展，影像学的发展，麻醉学的进步，手术器械的不断革新以及围手术期管理水平的提高，肝切除术已为众多外科医生所掌握。但不可否认的是，肝切除术尤其是大块肝切除与一些特殊部位的肝切除仍然有较高的并发症发生率与一定的手术死亡率。总体而言，肝切除术仍然是目前安全性有待进一步提高的高风险手术。具体来讲，主要有以下几方面。

（1）腹腔内出血：术中或术后出血是肝切除术的最常见且严重的并发症，也是肝切除术死亡的主要原因之一。引起术中大出血的主要原因有血管损伤、肿瘤与周围脏器的广泛粘连以及凝血功能障碍等。血管损伤引起的大出血，大多是因为肿瘤位置特殊，或切除过程中在处理较粗大的血管时，因解剖不清或方法不当，损伤血管，引起的大出血，尤其对于存在肝内管道变异的患者，更易发生。此外，在断肝过程中来自肝静脉分支的出血处理亦比较棘手。对于肿瘤与周围脏器有广泛粘连，尤其是与膈肌有广泛粘连或侵犯者，游离肝脏过程中往往会发生手术分离面的广泛出血，且难以控制。对因凝血功能障碍所引起的出血，应及时补充足量的新鲜血浆、凝血酶原复合物、纤维蛋白原等，并尽快结束手术，否则极有可能发生严重后果。术后出血原因很多，常见的有术中止血不彻底；血管结扎线脱落；肝断面组织坏死继发感染；引流不畅，创面积液感染，腐蚀血管；患者凝血功能障碍等。

（2）肝衰竭：肝衰竭是导致术后死亡的重要原因。肝切除后的肝功能损害与肝脏病变、肝硬化程度、肝切除量、麻醉以及术中出血量等因素密切相关。

（3）胆漏：常见原因为肝断面胆管漏扎、结扎线脱落或肝脏局部组织坏死脱落所致。若引流通畅，患者可无特殊不适症状，但引流管需妥善保护好，并需保留较长时间。若引流不畅，漏出的胆汁积聚于膈下或肝下，可引起高热，脉搏、呼吸加快等症状，严重者可引起局部感染、弥漫性腹膜炎等。

（4）胸腔积液：原因有肝周韧带的分离，膈肌损伤，膈下积液引流不畅，低白蛋白血症，淋巴回流不畅等。少量胸腔积液常不需特殊处理，一般可自行吸收。量大者需行胸腔穿刺引流。

（5）切口感染和切口裂开：常见原因为合并有胆道感染，腹腔感染，曾行多次腹部手术，手术切口沿用上次手术的旧切口，肝功能差，剧烈咳嗽，合并有糖尿病，营养不良，大量腹水等。

（6）其他：最常见的有应激性溃疡、下肢静脉血栓、肺部感染、腹水等。

6. 什么情况会增加手术的风险？

专家回复：上面已经谈到了肝癌切除手术有一定风险，若合并下列情况之一，则会增加手术的风险。

（1）合并门静脉癌栓：切肝过程中有可能会出现癌栓脱落，从而增加肿瘤播散的风险。另外，合并有门静脉癌栓时，还有可能会加重门静脉高压，增加术中、术后出血风险。

（2）肝静脉主干或下腔静脉有癌栓的患者：手术时有可能会出现癌栓脱落，导致肺栓塞，甚至患者死亡的情况出现。

（3）肿瘤位置特殊：肿瘤位置深在，临近肝门或较粗大血管、胆管，易引起出血或胆漏，甚至胆管损伤的可能。

（4）肝癌巨大：一方面会增加手术难度，延长手术时间；另一方面也增加了术中大出血、肿瘤破裂，术后出血、肝功能衰竭的几率。

（5）肝癌合并门静脉高压症：增加了术中、术后腹腔出血的风险，也增加了术后发生上消化道出血的几率。

（6）肝功能不佳，术中出血偏多：增加了术后出血，肝、肾功能衰竭的风险。

（7）其他：诸如高龄、心、肺、脑、肾功能不佳者，术后发生心肌梗死、心功能衰竭、脑梗死、肺部感染、呼吸功能衰竭、肾功能衰竭的可能均要增高。

总之，肝切除手术安全性的提高，牵涉到许多方面，需要医生在术前、术中与术后的整个治疗过程中，根据患者的具体情况，制订科学的治疗方案，严格把关，并积极预防与处理好各种可能出现的意外情况；再加上患者及亲属的积极配合，才能把风险降到最低，使肝切除手术达到满意的效果。

7. 肿瘤小，手术风险就小，肿瘤大，手术风险就大的说法对吗？

专家回复：对于肝癌，手术切除风险的影响因素有很多，包括肿瘤的性质、位置、大小，与周围重要血管、胆管的关系，预留肝脏的体积和功能，术者对肝内解剖的熟悉程度，术者的手术经验和操作水平，麻醉情况，患者的应激情况等诸多因素。肿瘤的大小只是其中一项影响因素，不能完全决定最终的手术风险。

位于肝脏周边表浅位置，远离重要血管、胆管的肿瘤，对技术要求低，切除后预留肝脏的体积足够，因此相对较容易切除，手术风险相对较小。

而对于与重要血管、胆管关系密切的肝癌、中央型肝癌，均需小心操作，谨慎解剖，对术者的技术要求较高，并需提前计算剩余肝脏的体积和功能是否足够代偿，手术风险很高。值得一提的是，部分肝癌由于直径较小，且位于肝脏中央，开腹后难以定位，手术难度和风险反而较大肝癌更高。

8. 有淋巴结转移的肝癌能手术吗？

专家回复：肝癌淋巴结的转移受许多因素影响。一般来说，原发病灶的大小与局部淋巴结转移有密切关系，肿瘤较大者发生淋巴结转移的几率较高。分化程度低、包膜不完整的肿瘤发生局部淋巴结转移的几率较高。胆管细胞癌和转移性肝癌淋巴结侵犯的比率要高于原发性肝细胞癌。存在多组淋巴结转移的病例多为晚期病例且多合并有肝内血管和胆管的侵犯。

研究表明，淋巴结转移对肝癌患者的预后有重要影响。手术切除是肝癌淋巴结转移最主要的治疗方法，但外科治疗的效果并不理想。对于单个淋巴结转移患者，肝癌切除的同时施行淋巴结切除可以延长生存期。对于肝癌多发淋巴结转移，患者即使行肝切除与区域淋巴结清扫，其预后仍然很差。综合治疗对提高远期疗效有一定的作用。术前的影像学检查和术中探查以确定是否存在淋巴结转移及转移数目对外科治疗方案的选择至关重要。

 9. 有门静脉癌栓的患者能做手术切除吗？

专家回复：肝癌容易导致癌栓，其中以门静脉癌栓最为多见。研究表明，65%以上的肝癌伴有各级门静脉分支的癌栓，其中约 1/3 可在 CT、MRI 等影像学检查中发现，并在术中得以证实。

如果肝癌可以切除，那么应在术中对门静脉癌栓做相应处理，这有助于减轻门静脉压力，减少术后近期复发机会，同时，为后续的 TACE 等治疗提供可行性。门静脉癌栓的外科处理方式根据其侵及的部位不同而有所差异。对于仅为门静脉左干或右干或其下级分支的癌栓，可在肝癌切除时一并切除；对于侵及门静脉分叉部、门静脉主干甚至肠系膜上静脉者，则需在术中尽量取净门静脉癌栓。对于无法切除的肝癌伴有门静脉主干内大量癌栓堵塞者，亦可切开门静脉取栓再修补门静脉，这样可减轻术后门静脉高压带来的危害，但手术风险较大。

 10. 有胆管癌栓的患者能做手术切除吗？

专家回复：胆道癌栓较门静脉癌栓少见，预后较门静脉癌栓略好，但其引起的梗阻性黄疸危害较大。因此在肿瘤可切除的情况下，对于外周胆管癌栓，可连同肿瘤一并切除；对于胆总管癌栓阻塞者，应同时行胆总管切开取栓，并放置 T 管引流。如果肝脏肿瘤因各种原因无法切除，亦可行胆道的手术取栓，特别是在经十二指肠镜或经皮胆道引流失败时；肿瘤则可以考虑行 TACE、消融或放疗处理，以延长患者的生存时间和提高生活质量。

11. 多发肝癌的患者能做手术切除吗?

专家回复：多发肝癌并不是肝切除的绝对禁忌证。外科患者能否手术主要取决于肝脏储备功能和剩余功能性肝体积。多发肝癌患者如果肝功能尚可，没有远处转移，而且剩余功能性肝体积足够，仍然可以考虑行肝切除术。对于不能行一期手术的病例，可考虑先行 TACE、门静脉栓塞（PVE）等手术，以期肿瘤缩小或功能性肝体积增大，再进行根治性手术。

12. 什么样的患者不能做手术切除?

专家回复：尽管手术切除是治疗肝癌的首选方法，但并不是所有的患者都适合手术切除。肝癌手术治疗有其自身的适应证和禁忌证，掌握好肝癌手术的禁忌证对选择肝癌患者的治疗方式至关重要。

那么哪些患者不能做手术切除呢?

（1）肝功能失代偿，有明显黄疸、腹水、恶病质者。

（2）肿瘤广泛播散者。

（3）预留肝脏功能体积不足者。

（4）严重心、肺、肾功能障碍，无法耐受开腹手术者。

（5）有广泛远处转移者。

（6）凝血功能严重障碍者。

以前认为门静脉主干存在癌栓、肝癌伴胆管癌栓者也是手术的禁忌证。但随着医学的进步，目前门静脉主干癌栓、肝癌伴胆管癌栓者已并非手术的绝对禁忌证，经手术切除肝癌并吸出或摘除门静脉癌栓（胆管癌栓）可以解除或减轻肝癌临床症状，提高机体免疫功能，延长患者生存期（详见本章第9、10问）。

13. 术前服用抗凝药会影响手术吗?

专家回复：术前服用抗凝药是会影响手术的。随着我国老年人口的增多和心血管疾病发病率的上升，越来越多的患者在手术前后接受抗凝治疗，药物导致的凝血功能障碍是肝癌手术安全的主要威胁之一。目前常用的抗凝药有肝素、华法令、阿司匹林和潘生丁等。手术前需根据所用药物、病情进行调整。

一般认为，①接受低分子肝素治疗的患者，术前最后一次注射应在术前24小时进行，且仅给予半量；接受普通肝素治疗的患者，术前最后一次注射应在术前4小时进行；②术前口服华法令的患者，建议提前5天停药；术前有房颤、心脏瓣膜置换术或3个月内曾行二尖瓣成形术或有静脉血栓病史的患者，停药期间可给予低分子肝素皮下注射；③术前服用阿司匹林、潘生丁或氯吡格雷等的患者，建议术前停药7～10天，至少也应停药5天；④冠状动脉放置金属裸支架的患者，建议择期手术安排在支架术后6周后进行。若冠脉支架为药物洗脱支架，建议肝脏的手术安排在心脏手术后6～12个月进行。具体情况需咨询心内科医生。

但对于急诊手术，则需要通过应急处理，尽可能改善凝血功能，减少手术中的出血，挽救患者的生命。

14. 糖尿病患者能否进行肝癌手术切除?

专家回复:答案是肯定的。有人对因肝癌接受肝切除术的糖尿病患者进行了研究,发现有糖尿病与无糖尿病者相比,并发症和死亡率没有差别。糖尿病对肝癌肝切除术后的预后无明显影响。因此,糖尿病不应作为肝细胞癌患者肝切除术的禁忌证。但需要注意的是:手术会导致机体出现应激状态,使糖尿病患者的代谢紊乱加重。在高血糖状态尚未得到控制前,会增加手术的风险,且容易并发感染、酸中毒和昏迷等。血糖高于 11.1mmol/L,可影响伤口愈合。因此,应充分认识手术对糖尿病患者的影响,严格掌握手术适应证,妥善做好手术前后处理,使患者安全接受手术治疗。糖尿病患者伴有外科疾病和手术麻醉等情况下,体内儿茶酚胺、胰高血糖素、生长激素及糖皮质激素等胰岛素拮抗激素分泌增多,抑制了胰岛素的分泌,降低了胰岛素敏感性,促进糖原分解和糖异生,脂肪与蛋白质分解增加,游离脂肪酸水平升高,血糖控制困难增大。对于接受手术的患者,应通过治疗使患者手术前后血糖控制在 6.7 ~ 10mmol/L。

15. 同样是肝癌切除手术,为什么手术时间不一样?

专家回复:常听有的患者讲"别人做肝癌手术两三个小时,为什么我们也做肝癌手术却用了比别人多两倍甚至三倍的时间,是不是医生做的不好"。其实肝癌手术时间的长短受很多因素的影响,这些因素包括肿瘤特性、患者自身条件、手术的方式、术者因素等。具体来讲,肝癌的大小,位置,是否邻近肝门及粗大血管、胆管,有无侵及邻近脏器,是否初次手术,术前是否曾行 TACE、放疗,肿瘤是否曾破裂出血;患者的年龄，基本状况，肝硬化程度，肥胖程度以及切口的选择，术中麻醉情况，手术的熟练程度等均会影响手术的时间。所以，不能认为所有的肝癌切除手术时间都是一样的。

16. 什么是肝脏储备功能检测?

专家回复：回答此问题之前，先要弄明白，什么是肝脏储备功能。肝脏储备功能是指肝脏应对生理负荷增加时可动员的额外代偿潜能。通俗地讲，是指肝脏在受到损害的情况下，除了需要满足正常的机体代谢、免疫和解毒等功能外，还需额外满足肝脏自身组织修复和再生需要的能力。肝脏储备功能的好坏主要取决于有功能的肝细胞的数量及其组织结构的完整性。对此种能力用物理的、化学的方法进行检测就是我们常说的肝脏储备功能检测。但在大多数情况下，每种方法仅反映肝脏功能储备的一个方面，故常需数个方法联合应用，以尽量全面地了解肝脏功能储备情况。

17. 肝脏储备功能检测对指导治疗有什么帮助?

专家回复：肝切除术后肝脏功能不全是患者术后死亡的重要原因，尤其是合并肝硬化的患者。术前精确评估肝脏储备功能，可以帮助了解患者对不同类型或范围的肝切除手术的耐受性，为设计和实施安全手术提供依据，以预防患者手术后发生肝功能衰竭。

18. 肝脏储备功能检测都有哪些方法?

专家回复：评估肝脏储备功能的方法繁多，主要可分为五类：①肝脏血清生化学试验；②综合评分系统；③肝脏功能定量试验；④肝实质及脉管病变影像学评估；⑤肝脏体积测量。具体分述如下。

（1）肝脏血清生化学试验

通过检测血清中肝脏合成和分泌的物质含量或酶的活性，提示肝脏损害和病变的程度。常用的指标有：丙氨酸氨基转移酶（ALT）、门冬氨酸氨基转移酶（AST）、碱性磷酸酶（ALP）、γ‐谷氨酰转肽酶（GGT）、胆红素、白蛋白、凝血酶原时间。肝脏血清生化学试验有助于对肝脏组织损伤及其程度作出大体的判断。本试验可作为非肝脏手术患者术前肝脏功能代偿状态的评估方法，但不能作为肝脏手术术前精确评估肝脏储备功能和预测手术后肝功能衰竭的可靠指标。

（2）综合评分系统

① Child 评分：该评分系统综合了与肝功能相关的临床及生化指标构成，根据患者积分值可将肝功能分为 A、B、C 三个等级。Child 评分是判断肝硬化患者预后较为可靠的半定量方法。Child A 级代表肝功能代偿；Child B 级代表肝功能失代偿；Child C 级代表了肝功能严重失代偿。Child 评分是最常用于判断和选择适合肝切除患者的评分系统；

②终末期肝病模型（MELD）评分：该评分结合了肾功能状况，能对病情的严重程度做出较为精细的划分，可以较准确地判定终末期肝病患者病情的严重程度和预后，可以用来预测肝硬化患者肝切除术后肝功能衰竭的风险。当 MELD 评分＞11 分时，患者术后出现肝功能衰竭的几率很高；当 MELD 评分＜9 分时，患者术后肝功能衰竭发生几率很低。

（3）肝脏功能定量试验

①吲哚菁绿（ICG）排泄试验：通常以注射后 15 分钟血清中 ICG 滞

留率（ICGR 15）或 ICG 最大清除率（ICGR max）作为量化评估肝脏储备功能的指标；

②其他一些定量检查：如动脉血酮体比、利多卡因代谢试验、氨基比林廓清实验和糖耐量试验等，由于对肝脏储备功能评估的临床价值尚未获得统一意见，且其检测方法繁琐，尚未能在临床上常规应用。

（4）肝实质及脉管病变影像学评估

通过 B 超、CT、MRI 检查显示的肝脏形态特征、肝脏脉管结构、门腔侧支循环及肝脏血流改变等影像学表现来判断肝实质病变的性质和程度，并间接推断肝脏储备功能及肝脏手术的安全性。

（5）肝脏体积测量

①物理体积的测量：利用 CT、MRI 等影像计算出全肝脏体积、肿瘤体积、预计切除肝脏体积、预留肝脏体积，进而计算出预计肝实质切除率；

一般认为，正常肝脏可耐受肝实质切除率为 75%～80% 的肝切除或剩余肝脏功能性体积为肝实质体积 20%～25% 的肝切除。

②功能性肝脏体积的测量：即对肝脏不同区域内功能性肝细胞群进行定量检测。功能性肝脏体积取决于具有完整解剖组织结构的功能性肝细胞群的数量。此项检查对于判断肝脏切除安全限量比肝脏物理体积测量更有意义，可用于全肝及分区肝脏功能性体积的测算，而且该检查不受血浆胆红素水平的影响。

虽然用于评估肝脏储备功能的方法很多，但很难依据单一方法进行准确判断。目前倾向于同时应用多种方法进行综合评定以提高对肝脏储备功能评估的准确性。在综合评定中常采用的方法包括 ICG R15、Child 评分、肝实质及脉管病变影像学评估、肝脏体积测量。

肝脏储备功能的评估是安全开展肝切除手术的基础与技术保证，是肝脏外科的核心问题之一。由于肝脏功能复杂，影响因素很多，肝脏储备功能的精确评估还有待不断完善。肝切除术后肝功能衰竭的发生除了与肝脏本身的储备功能相关，也与手术团队的技术以及手术前后管理水平有密切的关系。

19. 什么是 ICG 试验?

　　专家回复：肝脏是人体重要的排泄器官之一，许多内源性物质如胆汁酸、胆红素、胆固醇等，以及外源性物质，如药物、毒物、染料等，在肝内进行适当代谢后，可经肝细胞排泄至胆汁。肝细胞损害时，上述物质的排泄功能减退。据此，可外源性地给予人工合成色素，测定肝脏清除及排泄能力，作为肝功能试验项目之一。

　　ICG 全称是 indocyanine green，中文名叫吲哚氰绿，又称靛氰绿，是一种水溶性三碳吲哚染料。它在血液中与血清蛋白结合，被肝脏摄取，然后分泌到胆汁，经粪便排出体外，无毒副作用。ICG 排泄的快慢取决于肝脏功能细胞群数量和肝脏血流量。通常以注射后 15 分钟血清中 ICG 滞留率（ICGR 15）或 ICG 最大清除率（ICGR max）作为量化评估肝脏储备功能的指标。值得注意的是，ICG 排泄速率受肝脏血流量影响较大，因而任何影响肝脏血流量的因素（如门静脉癌栓、门静脉栓塞术后以及肝脏局部血流变异等）都会对检查结果产生影响；高胆红素血症和血管扩张剂等亦有明显影响；任何原因的胆汁排泄障碍可导致 ICG 排泄速率延缓，此时 ICG 排泄试验就不能够准确反映肝脏储备功能。

　　ICGR 15 对肝硬化患者肝切除的预后判断价值已经得到证实。在

Child A 级患者中 ICGR 15 > 10%，则肝切除手术风险增大；若 ICGR 15 > 20%，则超过 2 个肝段的大范围肝切除的风险很大。

20. 什么是标准肝体积?

专家回复：标准肝体积（SLV）是指在生理状态下每个成人相对稳定的肝脏体积，其大小取决于人体的体表面积（BSA），是正常个体在健康状态下具有充分功能储备和代偿潜能的理想肝脏体积。目前成人 SLV 多采用日本东京大学 Urata 等建立的公式来估算。SLV（m^2）=706.2×BSA（m^2）+2.4。BSA 采用 DuBois 公式计算，BSA（m^2）=体质量（kg）0.425× 身高（厘米）0.725×0.007184。

21. 肝体积是如何计算的?

专家回复：肝脏体积的测量方法主要分为手工测算法和三维重建法两种。

手工测算法是利用 CT、MRI 等断层影像逐层将目标肝脏区段的轮廓描出，由计算机软件自动计算得出各层面轮廓线之内横断面积，各层面肝脏面积乘以每层厚度再累加得出全部体积。

三维重建法是利用三维重建软件，将肝脏薄层 CT 或 MRI 扫描的断层图像进行三维重建，进而基于体素的原理计算各个感兴趣肝脏区段的体积。

通过上述两种方法均可以较准确地计算出全肝脏体积（TLV）、肝脏各区段体积、肝实质体积、肿瘤体积、预计切除肝脏体积、预留肝脏体积，进而计算出预计肝实质切除率。

TLV＝预留肝脏体积＋预计切除肝脏体积

$$预计肝实质切除率＝（预计切除肝脏体积－肿瘤体积）/（TLV －$$
$$肿瘤体积）×100\%$$

22. 肝脏功能 Child 分级是什么意思？有什么作用？

专家回复：Child 分级全称是 Child-Pugh 分级，它是一种临床上常用的用以对肝硬化患者的肝脏储备功能进行量化评估的分级标准，该标准最早由 Child 于 1964 年提出，当时 Child 将患者 5 个指标（包括一般状况、腹水、血清胆红素、血清白蛋白浓度及凝血酶原时间）的不同状态分为三个层次，分别记以 1 分，2 分和 3 分，并将 5 个指标计分进行相加，总和最低分为 5 分，最高分为 15 分，从而根据该总和的多少将肝脏储备功能分为 A、B、C 三级，预示着三种不同严重程度的肝脏损害（分数越高，肝脏储备功能越差）。但由于患者的一般状况项常不易计分，随后 Pugh 提出用肝性脑病的有无及其程度代替一般状况，即如今临床常用的 Child-Pugh 改良分级法。其具体分级标准如下表所示。

表　Child-Pugh改良分级标准

临床生化指标	1 分	2 分	3 分
肝性脑病（期）	无	1 ~ 2	3 ~ 4
腹水	无	轻度	中、重度
总胆红素（μmol/L）	< 34.2	34 ~ 51.3	> 51.3
白蛋白（g/L）	≥ 35	28 ~ 35	< 28
凝血酶原时间（秒）	≤ 14	15 ~ 17	≥ 18

分级：A 级，5 ~ 6 分，手术危险度小，预后最好；B 级，7 ~ 9 分，

手术危险度中等；C 级，≥ 10 分，手术危险度较大，预后最差。

Child-Pugh 分级标准自提出以来，一直受到临床医学工作者的广泛认同，并因此为肝硬化患者治疗方案的选择提供了较具体的临床参考标准，具有重要的临床价值。目前认为肝切除术适于 Child-Pugh A 级和 B 级患者，C 级是手术禁忌证。

23. 肝脏可以切除多少?

专家回复：应该切除多少肝脏和保留多少肝脏是肝切除的核心问题。肝脏外科已走进了精准外科时代。精准肝脏外科在追求彻底清除目标病灶的同时，还应确保剩余肝脏解剖结构完整和功能性体积最大化，并最大限度控制手术出血和全身性创伤侵袭，最终使手术患者获得最佳康复效果。

肝切除是肝癌的重要治疗手段。由于肝细胞癌多合并肝实质损害，肝脏储备功能有不同程度的降低，肝切除术后肝功能不全成为患者术后死亡的重要原因。术前精确评估肝脏储备功能，对于选择合理的治疗方法，把握安全的肝切除范围，从而降低患者术后肝功能衰竭的发生率具有重要意义。

剩余功能性肝体积与标准肝体积（SLV）的比值是设定患者肝脏切除安全限量的合理指标。对于肝功能为 Child A 级的肝硬化患者，若吲哚氰绿 15 分钟潴留率（ICGR 15）< 10%，预留肝脏功能性体积须不小于 SLV 的 40%；若 ICGR 15 为 10% ~ 20%，预留肝脏功能性体积须不小于 SLV 的 60%；若 ICGR 15 为 21% ~ 30%，预留肝脏功能性体积须不小于 SLV 的 80%；若 ICGR 15 为 31% ~ 40%，只能行限量肝切除；若 ICGR 15 > 40% 或肝功能为 Child B 级的患者，只能行肿瘤剜除术。

如超出特定功能对应的肝切除安全限量及 Child-Pugh C 级患者是肝切除的禁忌证，不能做手术切除，见下图。

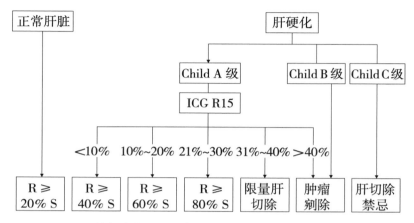

R：剩余功能性肝脏体积；S：估算的标准肝脏体积

图　肝脏切除安全限量指标

 24. 什么是肝性脑病? 又是如何分期的?

专家回复：肝性脑病是因为肝病或因门脉高压行分流手术后引起的神经精神方面的异常。根据严重程度不同，可以表现为神经精神方面的轻微异常，往往不易察觉，只有用智力测验或专用检测方法才能检测到；也可表现为明显的行为异常、意识障碍，甚至昏迷。我们平时经常听到的肝昏迷是肝性脑病严重时的表现。

进食过量的蛋白质、输血、上消化道出血、感染、低钾血症、手术打击、厌食、腹泻、限制输液量、低血糖、低血压、抽放腹水不当及应用大量利尿剂和有损于肝脏的药物（如镇静、安眠、抗结核药）等是肝性脑病的常见诱因。目前仅能针对其诱因防治，仍缺乏有效的疗法。

肝性脑病一般分为 4 期。

一期（前驱期）：轻度性格改变和行为失常，例如激动或淡漠，衣冠不整或随地便溺。应答尚准确，但吐词不清且较缓慢，可有扑翼（击）样震颤（嘱患者两臂平伸，肘关节固定，手掌向背侧伸展，手指分开时，可见到手向外侧偏斜，掌指关节、腕关节，甚至肘与肩关节的急促而不规则的扑翼样抖动）。此期有时症状不明显，易被忽视。

二期（昏迷前期）：以意识错乱、睡眠障碍、行为失常为主。对时间、地点、人物的概念混乱，不能完成简单的计算。言语不清、书写障碍、举止反常也很常见。多有睡眠时间倒错，昼睡夜醒，甚至有幻觉、恐惧、狂躁，而常被看成一般精神病。

三期（昏睡期）：以昏睡和精神错乱为主。大部分时间患者呈昏睡状态，但可以唤醒。醒时尚可应答问话，但常有神志不清和幻觉。四肢被动运动常有抵抗力。

四期（昏迷期）：神志完全丧失，不能唤醒。浅昏迷时，对痛刺激和不适体位尚有反应。深昏迷时，各种反射消失，肌张力降低，瞳孔常散大，可出现阵发性惊厥、踝阵挛和换气过度。

以上各期的分界不很清楚，前后期临床表现可有重叠。肝功能损害严重的肝性脑病患者常有明显黄疸、出血倾向和肝臭，易并发各种感染、肝肾综合征和脑水肿等情况。

25. 有腹水还能进行肝癌的手术切除吗?

专家回复：肝癌患者出现腹水一般是由于肝脏疾病导致肝脏硬化形成后，多种病理因素，如门静脉高压、低蛋白血症、水钠潴留等引起腹腔内积液的临床症状。肝硬化腹水不是一个单独的疾病，而是许多肝脏疾病终末期（失代偿期）的共同临床表现。肝脏疾病一旦发展至肝硬化腹水阶段，常提示肝硬化已经到失代偿期，如不进行积极干预治疗，预后很差。

腹水量较多时，应积极采取保肝、利尿、营养支持等治疗。待没有腹水或腹水量减少后，再结合其他化验结果、肝功能储备检测结果等综合判断，选择恰当的肝癌治疗方式。

门脉癌栓会加重门静脉高压，导致出现顽固性腹水，这时要根据肝癌、癌栓情况再结合化验结果、肝脏功能储备检测结果等综合判断，决定能否行手术切除。

肝癌腹腔转移也会引起腹水，这时肝癌已是晚期，已失去手术切除机会。

26. 肝癌的手术切除都有哪些方法？

专家回复：手术切除是目前已知的治疗肝癌疗效确切的方法。但凡患者具有手术机会，都应创造条件进行手术治疗。

肝癌的手术切除可分为非解剖性和解剖性解除两个大类。非解剖性切除是指围绕着肿瘤边缘将肿瘤进行切除，一般要求切缘 >1 厘米。但在邻近血管、胆管等关键部位时，1 厘米的切缘往往难以保证。另外，肝癌有沿着门静脉系统播散的特性，进行非解剖性切除术后，因保留了部分肿瘤所属的门静脉支配区域，肿瘤的复发率较解剖性肝切除术为高。

解剖性肝切除术是以门静脉支配区域为切除单位的切除术。通常肝胆外科用于划分肝脏门静脉支配区域的方法是依据肝脏的 Couinaud 分段法，将肝脏分为 8 个肝段。通常认为的解剖性肝切除术，就是以 Couinaud 分段法为基础的手术。例如，肝癌位于肝脏的第 8 段，此时就应当将整个第 8 段切除。

27. 切除范围越大效果就越好吗?

专家回复:从手术层面来讲,肝切除的治疗效果主要取决于两个方面:一是足够的切除范围;二是足够的有功能的剩余肝实质。

从肿瘤治疗角度来说,切除范围大意味着可能存在的病灶被切除得较为干净彻底。因此,从这个角度来讲,对于相同一个肿瘤,切除范围大者治疗效果可能较好。

但是,手术切除是一种创伤性操作。切除范围越大,对于患者造成的创伤越大,患者越不容易恢复。另外,肝脏必须留有足够的有功能的体积,患者才可能顺利恢复。如果切除了过多的肝实质,剩余肝实质不够患者机体使用,患者就会出现肝功能不全,甚至肝功能衰竭的情况。而肝功能衰竭,往往意味着死亡。

对于治疗效果的考虑,只是手术治疗的一个方面。外科手术的基本原则,是要在手术切除的收益和风险之间进行考量。只有当收益大于风险时,进行该手术才是值得的。对于肝切除术来讲,必须要在切除病变肝实质和保留正常肝实质之间寻求合理的平衡点。

28. 什么是精准肝切除?

专家回复:精准肝切除并非是一种具体的手术方式,而是一种贯穿于术前、术中、术后的手术理念。

精准肝切除概念的出现和发展,是与肝脏外科的自身发展和科学技术的快速进展密不可分的。在肝脏外科刚刚萌芽的时候,出血是肝脏外科面临的主要问题。当时对肝脏本身的结构和功能认识都不清楚,只能处理非常简单的肝脏病变,且患者的死亡率很高。这个时代,我们可称之为"盲目肝切除"时代。二战后，随着对肝脏解剖学的深入研究，逐渐可以进行一些规则性的肝叶切除。其中，法国解剖和外科学家Couinaud对肝脏的解剖研究作出了里程碑式的贡献。直到目前为止，肝脏最常用的分段法就是Couinaud分段法。20世纪80年代以后，影像学的快速进展使肝脏外科发生了巨大变化，结合肝脏外科自身经验的增加，外科医生在术前就可以对病变的可切除性和手术方式作出预判。

2006年以来，董家鸿主任提出了"精准肝切除"的理念，其核心理念是"最大化清除目标病灶，最大限度保护剩余肝脏，最大限度减免手术创伤"。在具体实施中，需要对患者进行个体化分析，运用现有的最优化的循证医学证据，使用先进的影像学手段和检查方法，对患者的肝脏结构、功能、病变等手术相关信息进行精确分析，制订手术方案，并注意精细的手术操作和精良的术后管理。

 29. 精准肝切除的优势体现在哪里?

专家回复：精准肝切除与传统肝切除相比，有六个方面的优势。

一是增加了手术的确定性。通过对患者信息的全方位立体掌握和综合分析，以及对目前最优循证医学证据的综合运用，在术前就可以完成对患者病情的掌握，并设计出适合患者的最优化的手术方案，减少盲目的手术探查。

二是增加了手术的预见性。基于目前高度发展的影像学技术和对肝脏生理、病理功能的深刻认识，术前即可对多种手术方案进行数字化的模拟操作，对于各种可能的手术方式进行比较，判断优劣，对手术具有很好的指导作用。

三是增加了手术的可控性。因为术前信息掌握充足准确，预案充

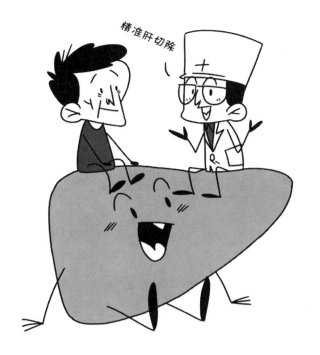

精准肝切除

分，术中发生意外事件的几率明显降低，手术的可控性升高。

四是实现了治疗的个体化。精准肝切除是根据每一位患者的个体资料进行全方位分析，从而得出治疗方案，这样就避免了治疗方案的千篇一律，因此对个体患者是非常适合的。

五是实现了治疗的规范化。精准肝切除是遵循证据的临床实践，强调以基于当前最佳证据的外科法则为依据，进行临床决策。避免外科医师因个人的知识水平、直觉经验、专业能力和认知水平的不同，造成外科实践的不确定性。

六是实现了治疗的集成化。集成化，是以患者为中心，在精益医疗原则下组织好临床资源，优化外科干预的能力并满足患者多维度的健康需求。较之以单个治疗方式为中心的医疗模式，集成化的模式能使患者明显受益。

 30. 预留肝脏体积不够怎么办?

专家回复：当肝癌病变范围过于广泛的时候，可能出现预留肝脏体积不够的情况。所需的预留肝脏体积根据患者本身条件以及肝脏基础情况的不同而有所差别。对于肝癌患者，要求切除肿瘤所在的肝段或肝叶，此时就会损失较多的肝脏实质。对于没有乙肝、丙肝等传染病病史，没有严重脂肪肝、酒精肝的患者，肝实质处于正常状态，可以耐受75%～80%肝脏实质的切除；但是对于具有上述基础病变的患者，本身处于肝脏功能受损的状态，耐受肝实质丢失的能力就会下降；病变越严重，患者的耐受能力越差。

当预留肝脏体积不够的时候，有三个方法可以选择。一是先行肝动脉栓塞化疗（TACE），经过该治疗的患者，肿瘤可能缩小，健康的肝实质代偿性增大，从而可能获得手术机会；二是先行病变侧肝脏的门静脉栓塞术（PVE），促使病变所在一侧肝脏实质萎缩，健康侧的肝实质体积增大，从而使患者获得手术机会；三是对于部分患者，分期实施手术；即首先进行手术，将病变侧的肝脏实质预行离断，并切断门静脉和胆管，但是保留病变侧的肝动脉和肝静脉，而后进行支持治疗。在这种情况下，健侧的肝实质会以较PVE更快的速度代偿增生，患者近期即可施行二次手术，切除病变肝脏而获根治性治疗。

 31. 门静脉栓塞有什么作用?

专家回复：肝脏有两根入肝血管，一是肝动脉，另一是门静脉。门静脉提供了75%的入肝血流和50%的肝脏氧供。非常独特的是，因为门静脉血流是收集了来源于肠道和脾脏的血液，因此，门静脉提供给肝脏的还有动脉血所不能提供的营养因子。曾经有先天性门静脉异常分流的病例（Abnersy综合征），因为肝脏没有得到充分的门静脉血的营养，所以其肝脏只有正常大小的一半，而经外科手术关闭了异常分流后，患

301健康科普丛书——肝癌

者的肝脏迅速增生到了正常肝脏大小。这些现象说明门静脉血流对于肝脏增生和正常功能的维持都是非常重要的。

基于以上背景知识，读者就能很好理解当门静脉被部分栓塞后会产生什么后果。被栓塞的门静脉因为血流被阻断，其支配的肝实质得不到门静脉血流的营养，所以会逐渐萎缩。而未被栓塞的门静脉所支配的肝脏实质则会代偿性地增大以维持肝脏功能良好。这一技术是日本学者首先应用的，目前已在世界范围内得到承认，成为一种为预留肝脏体积不足的患者进行预处理的安全有效的方法。

32. 什么是肝癌分期手术?

专家回复：肝癌分期手术是新近出现的一种手术方法，主要是为了解决预留肝脏体积不足的问题。这种方法与既往方法相比，预留肝脏的增生速度更快。但其缺点是患者需接受两次手术，增加了患者生理或心理上的创伤。在现代麻醉技术和重症监护技术高度发展的前提下，肝癌分期手术对于部分患者而言是一个比较好的选择。

分期手术的基本思路，是利用病变侧肝脏残余的功能，帮助患者渡过预留侧肝脏功能相对不足的时期。第一次手术，对肝脏进行充分的游离和预先的肝实质离断，并切断患侧的门静脉和胆管，胆汁做外引流，而后关腹等待。等待期间，患者进行支持治疗。其过程与普通手术后的恢复过程相当。7～14天后，以影像学手段（CT等）来评估保留侧肝脏增生的情况。如果保留侧的肝脏已经增大到足够大小，患者情况允许，则可进行第二次手术。第二次手术的任务较为简单，只需要切断病变侧肝脏的肝动脉和肝静脉，将病变侧肝脏取出即可。

目前对于分期手术的经验不多。在国外，该手术主要应用于结直肠癌肝转移的患者。在国内，解放军总医院肝胆外科是率先开展这一手术的单位，并在肝癌的治疗中获得了成功。

 33. 什么是腹腔镜下肝切除手术?

专家回复：大部分的肝切除手术是开腹进行的。近年来，随着腹腔镜技术的快速发展，也可以用腹腔镜技术进行肝切除手术。腹腔镜肝切除术，是通过腹壁微小创口，使用微创器械，利用腹腔内窥镜、腹腔内照明和电子摄像系统，在体内完成肝脏切除术，将肝脏的一部分连同肝脏病变（主要是肝脏肿瘤）一起移除，是肝胆外科比较复杂的手术之一。

腹腔镜下进行肝切除较开腹操作而言还是有相当的难度的。造成其难度增加的原因主要有两个方面。第一，显露操作困难：肝脏位于膈下，受肋弓的影响，手术中暴露困难；即使是开腹手术在自动拉钩的帮助下，视野也非常局限。在腹腔镜下操作，受制于镜头观察角度的限制和器械操作的限制，对于肝脏某些部位的显露和操作是非常困难的，例如肝脏右叶后部的肿瘤。第二，止血困难：肝脏具有肝动脉及门静脉双重血供，血运非常丰富，此外还有肝静脉回流系统，开腹肝切除时亦极易出血；在腹腔镜下进行操作时，一旦出血较多，视野不够清晰，而止血措施又不如开腹手术多样，进行血管缝合操作的难度也较开腹手术大许多，所以，止血难度要远高于开腹手术。

目前腹腔镜肝切除手术已经得到了很大发展，在肝左外叶切除中，腹腔镜的应用体现出了较多优势。相比较而言，右肝的腹腔镜肝切除难度较大，目前开展尚不普遍。

34. 腹腔镜下肝切除手术有什么优点?

专家回复:传统开腹肝脏切除术通常会选择右上腹肋缘下斜切口或反"L"型切口,有时还会选择"人"字型切口,创伤大,愈合慢,切口感染率高,且愈合后瘢痕大,不美观,还容易引起肠粘连,不利于患者术后康复。腹腔镜肝脏切除术创伤少、切口小、伤口疼痛轻,术后早期即可顺利进食、下床活动。进行开腹肝切除的患者,术后平均住院时间为7天;而进行腹腔镜肝切除的患者3~4天即可出院,不仅住院时间较开腹手术缩短,治疗费用也相应减少。腹腔镜手术因对腹腔的扰动较小,创面也较开腹手术为小,切口感染、术后肠粘连等并发症发生率明显小于开腹手术。

35. 什么患者适合做腹腔镜下肝切除手术?

专家回复:腹腔镜手术对于患者的基础条件有一定要求,并非每位患者都适合做腹腔镜手术。

首先是患者的重要脏器功能,尤其是心、肺、肾的功能。在腹腔镜手术中,需要建立具有一定压力的二氧化碳气腹来获得腹腔内的操作空间,压力一般在11~14mmHg。气腹的压力一方面会使心脏负担加重,另一方面使得下肢的回心血流受到影响,回流不畅。另外,二氧化碳很容易被腹膜吸收,如果患者的肺换气功能不良,则可能出现二氧化碳潴留在血液内,造成高碳酸血症,从而影响人体的代谢功能。气腹的压力还可能会导致肾脏血流量的减低,对于肾功能不良的患者是一次打击,可能造成术后肾功能不全。

其次是患者的腹腔条件。如果患者既往有开腹手术的病史,因腹腔内可能有严重的粘连，而无法建立气腹从而获得适当的操作空间，可能不太适合进行腹腔镜手术。可造成腹腔粘连的情况还有：腹腔结核、闭合性腹部损伤病史等。另外，如果患者有与腹腔有关的疝疾病，则不适合行腹腔镜手术，例如先天性膈疝、腹股沟斜疝等。

除了患者的基础条件之外，病变的部位、病变的严重程度、手术的复杂程度以及医疗单位的技术水平都对患者能否进行腹腔镜手术有所限制。目前认为腹腔镜肝癌切除的适应证为：肿瘤大小在 10 厘米以下，位于肝脏边缘、表浅部位及左外叶的切除。肝功能要求 Child B 级以上，凝血功能正常，残余肝脏能够满足患者的生理需要。目前腹腔镜下左、右半肝的切除，活体肝移植供肝切取在我国也均已开展，但大多限于一些比较大的中心。

所以患者是否适合做腹腔镜手术，需要结合病变特征、患者自身条件和医院软硬件条件综合判断。

 36. 腹腔镜手术后体内会遗留金属吗？对以后会有什么影响？

专家回复：腹腔镜手术后体内可能会遗留金属。所遗留的金属主要有两大类，一个是肝切除术中用以夹闭各种管道的钛夹；另外一类是在切断肝实质、血管时所使用的切割闭合器的钛钉。

无论是上述哪一类的遗留物，对人体都不会造成太大影响。因为钛金属本身有非常好的组织相容性，不会造成排斥反应，患者也不会有不适的感觉。另外，也不会影响患者以后做 CT 或 MRI 检查。行 CT 检查时，钛夹（钉）表现为非常亮的影子，有时候可能出现放射状的伪影，但对周围组织的观察影响很小。行 MRI 检查时，由于钛金属不受磁场的吸引，在磁场中不会移动，因此虽然体内有钛金属内固定物，但进行 MRI 时是安全的；而且钛金属对 MRI 图像的干扰也非常小，可以获得较为清晰的图像。所以患者大可不必为体内留有金属钛而焦虑。

37. 什么是机器人手术？

专家回复：机器人手术实际上是新一代的腹腔镜手术。在这种手术中，术者进行操作的方式改变了。传统的腹腔镜手术中，术者直接掌握器械对患者进行操作。在机器人手术中，术者可以远离手术台，通过控制台操纵机器人进行手术。机器人的手臂连接着各种器械，通过穿刺器进入已经建立了气腹的人体腹腔内进行手术操作。机器人手术完全不同于传统的手术概念，是微创外科领域里革命性的外科手术。

38. 机器人目前可以做什么肝癌手术？

专家回复：机器人可以进行任何部位的肝癌手术，包括解剖性的肝叶或肝段切除和肿瘤的局部切除。机器人手术的难点和传统腹腔镜手术是类似的，即在靠近背部和膈顶部的肝叶切除是最困难的，例如肝的第7 段和第 8 段。

39. 机器人手术的优点是什么？

专家回复：机器人手术是一种微创的腹腔镜手术，所以腹腔镜手术的优点如创伤少，切口小，伤口疼痛轻，切口感染率低，住院时间短，术后肠粘连发生率低等也同样是机器人手术的优点。

此外，因为是通过机器人的手臂连接各种器械在腹腔内操作，所以不存在人手所谓的震颤，动作的稳定性和精度都比人手更高。

更为有优势的是，机器人的操作器械配备了可向各种方向活动的关节，因此，对任何角度的操作都不受关节活动的限制，且能够在有限狭窄的空间工作。

其次，机器人的目镜是充分模仿人眼的，前段是两个镜头摄像，因此传输到术者目镜中的图像是具有立体感的，并不像传统腹腔镜那样是一种平面的图像。因为镜头的放大效应，在目镜中往往可以观察到人眼看不到的细节，对于提高手术的精度和安全性是十分有利的。

机器人手术的另一优势是使术者能在轻松的工作环境中工作，减少疲劳，更易集中精力；此外还可减少参加手术的人员。

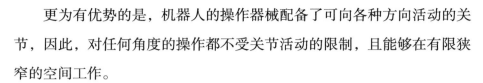

40. 肝癌切除手术需要输血吗?

专家回复：并非每个肝癌患者的手术都需要输血。但是因为肝脏手术出血的风险较高，因此，手术前应该做好输血的准备，这是保证手术安全的基础。

肝脏是一个血供非常丰富的器官。如果比喻的话，整个肝脏就像一块吸满了血的海绵。肝脏外科在其发展历程中，止血一直是一个重要的问题。早期的肝脏手术，因为止血技术不过关，手术的大部分时间都花费在止血上面，而且患者因为失血量太多，术后并发症发生率和死亡率都很高。在这种背景下，复杂的肝脏手术是无法开展的。

随着肝脏外科经验的积累和科学技术的进步，肝脏外科的各种关键技术日渐成熟，而且止血手段日益丰富，肝脏外科手术中的出血量逐渐减少。最近 10 年来，在很多中心，大部分的肝脏手术都可以在不需要输血的情况下完成。

手术是否需要输血，取决于患者本人的基础状态、手术中的出血量。如果患者本身状态很差，处于贫血状态，或者术中出血量很多，那么适当输血还是必要的。

41. 输血对肿瘤有影响吗？

专家回复：输血是现代外科技术的重要进展，与麻醉、无菌术一起，并称为影响现代外科的三大基础技术。输血对保证患者的手术安全的重要性是不言而喻的。虽然目前肝脏外科已可以做到大部分患者无需输血，但为手术安全考虑，仍不能做到在没有血液准备的情况下实施手术。

对于恶性肿瘤而言，输血可能会促进肿瘤的转移，这一点已经被一些临床研究所证实。

对于肝癌患者而言，手术中接受异体输血会使得肿瘤的复发率升高，远期生存状况较未输血的患者为差。对于这一现象的具体机制尚不明确，可能是因为输血对身体免疫系统出现抑制作用导致的。还有一种观点认为，这种现象并非输血本身所导致的，而可能是因为需要接受输血的患者，术中的出血量较多或患者本身体质较差，术前血红蛋白含量就低，这些患者的免疫系统，本身就处于受损状态，可能导致了肿瘤复发率的升高。

42. 影响手术切除效果的因素有哪些？

专家回复：影响手术切除效果的因素有很多，大致可分为患者的因素、肿瘤的因素以及和手术操作相关的因素。

如果患者年轻，本人基础条件好，体质强健，肝硬化程度轻，那么术后康复就会比较迅速，免疫力也能迅速恢复，此时手术效果就比较好。如果患者年龄偏大，基础条件很差，并发有其他疾病，营养状态不佳，那么术后恢复就相对较慢，发生并发症的几率也会增加，甚至有可能出现手术后死亡的情况，此时手术的效果就大打折扣了。

肝癌的大小、侵犯的范围、单发还是多发、有无转移、血管有无癌栓等也是影响手术效果的重要因素。一般来讲，小肝癌，单发肝癌，没有远处或淋巴结转移，未侵及血管、胆管，没有血管、胆管癌栓者术后效果要好，复发率会较低。

当然，作为手术切除效果的影响因素，手术操作本身也很关键。以一个 3 厘米的肝癌为例。如果手术医生为该患者选择了解剖性肝段切除术，那么其效果可能优于局部切除术。同样是行局部切除术，如果手术医生能够做到切缘＞1 厘米，那么其效果可能优于切缘不足 1 厘米的情况。在手术中，如果患者非常平稳地渡过手术，失血量很少，也没有输血，那么术后的恢复就会较快，手术效果也会较好。如果术中出血量很多，患者的免疫力受到打击，又接受了大量输血，那么手术切除效果可能就较手术平稳的患者稍差一些。

当然，人体系统是很复杂的，目前的医学尚无法完全探究清楚其中的奥秘，医生也无法掌控具体的每一个环节。上面的说法，都是基于医学研究的统计数据，无法套用到具体的每一个患者身上。

43. 手术后患者多长时间可以进食？多长时间可以下床活动？

专家回复：传统的观念认为，肝癌患者术后肛门排气并拔除胃管之后，才可以开始进食。但这样势必增加患者输液量及输液天数，从而可能导致心脏负荷加重、电解质紊乱、糖代谢异常、肝功能受损等情况的出现。长时间输液还可导致患者卧床时间延长，从而增加血栓形成、肺不张和肺部感染的发生率。长时间不进食则有可能会导致肠屏障功能减退、细菌移位、肠源性感染等的发生。

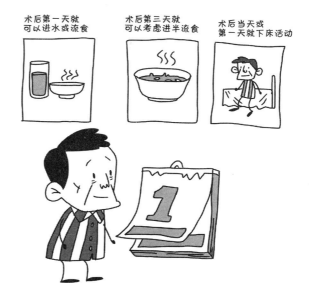

快速康复外科主张

术后第一天就可以进水或流食

术后第三天就可以考虑进半流食

术后当天或第一天就下床活动

但传统的观念现在已受到了挑战，目前国际上对手术期前后最先进的处理理念是快速康复外科，它革新了传统的外科处理的思维和行为原则。

快速康复外科主张早期经口进食或肠内营养：一般术后第一天就可以进水或流食，第三天就可以考虑进半流食。这样做的目的一方面是经肠道补充营养；另一方面是促使肠蠕动，防止肠道内菌群失调，减少术后感染等并发症的发生。

快速康复外科还主张早期下床活动：术后当天或第一天就下床活动，一般要求是手术当日离床活动 2 小时，此后每日至少离床活动 6 小时，直至出院。早期活动的好处在于：可以促进下肢血液循环，减少因下肢静脉淤血而形成的血栓；有利于肠道和膀胱功能的恢复，减少腹胀和尿潴留的发生；增加肺活量，减少肺部并发症，改善全身血液及循环，促进伤口愈合；对缩短手术恢复期，尽快恢复日常生活能力有重要的作用。

这些治疗措施都是目前国际最新的治疗策略，已经经过大量病例证明是安全有效的。

44. 手术切除后还需要继续治疗吗?

专家回复：肿瘤的治疗是一个整体的过程，我们提倡综合治疗。肝癌手术切除后，只是整体治疗开始的第一步，当然也是最重要的一步。

首先要认识到，手术切除只是治疗肝癌的有效方法，并不意味着手术切除了病变，从此肿瘤就从体内消失了。外科医生即使如理想中所说，具有"鹰的眼睛、狮子的心和女性的手"，也只能发现人力所及范围内的病灶。在进行外科手术之前或手术当中，可能有一些肿瘤细胞已经发生了转移，就像是种子已经撒入了土壤，只是在未萌芽的时候不会被人看见而已。

因此，手术后治疗的目的，就是杀灭这些可能潜在存在的肿瘤细胞，提高机体免疫力，尽量减少复发和转移。肿瘤的复发和转移的机制非常复杂，到目前并不完全明了。术后治疗采用什么样的方法，需要结合患者身体状况，根据术前病变的严重程度、手术的情况和术后恢复的状况、肿瘤本身的特征以及目前所具备的条件而定。

45. 手术切除后会复发吗? 复发率是多少?

专家回复：肝癌手术切除后是有可能复发的。实际上，对于任何恶性肿瘤，复发和转移都是一个无法避开的话题。

肝癌手术治疗后出现转移复发的时间不能一概而论。对于每一个患者个体而言，肝癌术后的复发时间不可能精确预测。但是对于整体人群来说，肝癌术后复发有一些危险因素。一般而言，肿瘤分期越晚，术后复发的可能性越大。决定肿瘤分期的因素主要有肿瘤的大小，是否侵犯血管，是否有淋巴结转移和是否有远处转移等。如对于直径3厘米以下的肝癌，手术切除后复发的几率较小；而对于直径

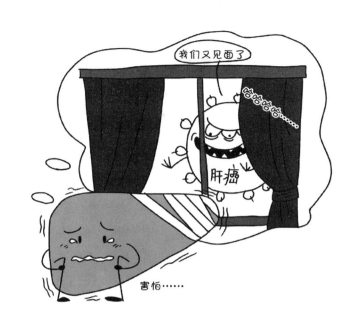

3厘米以上的肝癌，术后复发的可能性就较大。如果肝癌侵犯了肝静脉等血管，即使手术将肿瘤完整切除了，术后也有较大的可能出现远处脏器的转移。

需要明确的是，即使患者出现复发或转移，也可以存活一段时间，这段时间被称为带瘤生存期。而术后未发现复发转移征象的这段时间，称为无瘤生存期。据统计，早期肝癌患者，术后1年无瘤生存率能达到90%以上。根据国内文献报道，肝癌切除术后总体的5年生存率在30%～40%，早期肝癌切除术后5年生存率可达60%～70%，甚至更高。国内的研究表明，肝细胞癌患者中位无瘤生存时间为26个月（中位生存时间，例如一组患者有99人，第50个患者发现复发的时间）。因此，大致可以推断，肝癌患者术后2年的复发率接近50%。

46. 肝癌切除后，剩余肝脏会长大吗？

专家回复：肝细胞具备很强的增生能力，受到损伤后，可迅速增生。以活体肝移植供体的资料为例，切除了半肝的供肝者，术后1个月复查时，肝脏体积已经恢复至原有大小。当然，活体肝移植的供肝者都是正常人，肝脏实质没有严重病变，否则就会被排除在供者之外。对于接受肝癌手术切除的患者而言，其肝脏实质可能是有基础疾病的，例如病毒性肝炎和肝硬化等。此时肝脏的增生能力不如正常肝脏，但仍具有增生能力，体积会增大。

需要指出的是，肝脏的增生是指残留肝脏的增生、体积增大，并不是切除部分肝脏后，又新长出一块。例如患者前次手术切除了右半肝，那么残留的左半肝会发生增生，体积增大，但并不会再长出新的右半肝。

47. 为什么有的患者术后很快就会复发或转移？

专家回复：虽然医患双方都怀着美好的愿望，为患者的痊愈而尽其全力。但我们应该知道，癌症所表现的虽然是人体某一个部位的病变，但反映出来的其实是人体整个环境的变化。手术只能把病灶切除，但是致癌体质并没有被改变。

生命的发生、发展、衰落和死亡，是神秘又充满魅力的，也是极其复杂的。到目前为止，医学科学虽然高度发展，但是对生命体的认识、对疾病的认识还是非常浅显的，可能只是"大海中的一滴"。因此，医学界有一句名言："医生，很少去治愈，常常去帮助，总是去安慰"。

对于肝癌的治疗而言，复发和转移是一个不可避免的话题。虽然我们治疗了大量的病例，积累了丰富的经验，可以从中总结出一些影响复发转移的规律性的东西，比如肿瘤直径＞3厘米，侵及血管，伴有血管癌栓、胆管癌栓，有远处转移者术后比较容易发生复发、转移。但是对于个体患者，我们无法准确地预测他的生存时间、复发时间、转移的部位等。例如：我们知道，早期肝癌在进行手术切除后5年生存率可以达60%～70%，甚至更高，如果能进行肝移植，效果会更好。但我们在临床工作中，确实遇到过这样的病例，肝癌大小为1厘米的患者，在进行肝移植术后，半年就出现了复发转移。

无论病情达到何种程度，患者进行了何种程度的治疗，总有患者术后很快出现复发和转移。所以，手术后的定期复查和随访，是非常重要且有意义的工作。

48. 影响复发的因素有哪些?

专家回复：影响肝癌切除术后复发的因素较多，具体来讲，主要有以下几个方面：①由于医学技术的局限性，术前影像学检查及术中探查时肝内的一些微小癌灶无法发现；手术只切除了主要病灶，手术后残留的癌灶继续生长。②手术切除前，癌细胞已侵及肝脏微小血管内，可通过血流转移到肝内其他部位。③手术切除时，操作粗暴，过度挤压，也可引起癌细胞进入血管内而发生转移。④肝癌为多中心发生，在手术切除肿瘤后，致癌因素仍持续存在，其他肝硬化结节发生癌变。⑤手术切除后患者未正确、按时执行医嘱。⑥不良的生活习惯（吸烟、饮酒、食用霉变食物、不良情绪等）仍持续存在等。

49. 如何预防肝癌术后复发?

专家回复:肝癌切除术后的复发严重影响肝癌外科治疗效果,因此术后复发的预防就显得尤其重要。肝癌患者术后需注意以下几点。

(1)术后继续巩固治疗:肝癌患者虽然经手术切除了肿瘤,但致癌因素仍然存在,癌细胞会乘虚而入。所以术后患者万不可掉以轻心,手术切除后应及时进行巩固治疗,如抗病毒治疗、TACE、免疫治疗、靶向治疗、中医中药治疗等等,但治疗方式的选择没有固定的模式,需依个人情况而定。

(2)术后定期复查:肝癌术后的患者一定要定期复查,这是提高肝癌术后生存的关键。复查项目一般包括甲胎蛋白、乙肝病毒含量(HBV-DNA)、肝功能、血常规、腹部超声;视情况增加腹部 CT 检查,必要时可行超声造影、核磁(MRI)、肺部 CT、头颅 CT、骨扫描,或者 PET-CT 等检查。具体复查时间:一般主张第一次复查是在手术治疗后 1～3 个月,以后每隔 3 个月要复查一次,对于治疗 2 年以上者可每半年复查一次。有不适症状应随时就诊。

(3)注重饮食调理,杜绝不良生活习惯:肝癌患者术后应以清淡、易消化、高营养的食物为主,适当多吃含蛋白质、维生素及微量元素丰富的食物,常吃水果、新鲜蔬菜等,少吃或不吃腌制、熏烤以及霉变的食品,忌烟酒。此外,还要注意休息,生活规律,避免过度劳累。

(4)保持良好心态:肝癌术后患者的心理状态同样重要,患者应保持良好的精神和心理状态,乐观向上,增强战胜疾病的勇气和信心,积极配合治疗,争取早日康复。

301健康科普丛书——肝癌

50. 什么是肝癌的射频治疗？ RFA 是什么意思？

专家回复：射频热消融术是一种肿瘤治疗技术，是将电极针（又叫射频针）直接插入肿瘤内，通过射频能量使病灶局部组织产生高温，干燥最终凝固和灭活肿瘤。其原理是电子发生器产生射频电流时，通过电极针使周围组织产生高速离子振动和摩擦，继而转化为热能并随时间向外传导，局部温度可达 80 ~ 110℃，从而使肿瘤组织热凝固坏死和变性；同时可使肿瘤周围血管组织凝固形成一个反应带，使之不能继续向肿瘤供血并有利于防止肿瘤转移。肝癌射频消融术在临床上开展已十多年，依现在的技术，使用单一电极针的射频消融可产生最大直径 5 厘米的凝固坏死灶。临床观察发现，用射频消融治疗肝脏肿瘤效果满意，部分患者可达到近似于外科手术根治性切除的效果。同时，实现了肝癌治疗的微创化和根治的目的。

目前临床上开展的肝癌射频方式有：经皮射频消融，腹腔镜下射频消融，开腹射频消融等。经皮射频消融时，射频针的插入需借助 B 超或 CT 引导。腹腔镜下或开腹射频消融时，若肿瘤位置表浅、直径较小时，射频针的插入可不借助 B 超或 CT 引导。

射频消融的英文为 radiofrequency ablation，简写为 RFA。

51. 哪些患者适合做射频治疗？

专家回复：按照射频消融技术特点，射频消融的范围要超过肿瘤边缘 1 厘米，才能达到肿瘤完全坏死的目的。一次电极针的射频消融范围是直径 5 厘米，3 厘米以下的肝脏肿瘤可以达到一次电极针插入后射频消融完全覆盖，而肝脏肿瘤为 3 ~ 5 厘米时就需要调整电极针做多次的射频消融，所以，适合做肝癌射频的患者应为以下人员。①单个肿瘤，最大直径 ≤ 5 厘米；或者肿瘤数目 ≤ 3 个，最大直径 ≤ 3 厘米者；②肝功能分级 Child A 或 B 级，或经内科治疗达到该标准者；③年老体弱或合并其他疾病，不适宜手术切除者；④原发性肝癌手术切除术后复发不宜或不愿手术者；⑤不能手术切除的直径 > 5 厘米的单发肿瘤、最大直径 > 3 厘米的多发肿瘤或伴有肝外转移者，射频消融可作为姑息性治疗或联合治疗的一部分。

近年来我们对于一些直径大于 5 厘米的，不适于切除的肝癌，采取分次治疗或联合肝动脉栓塞治疗的方法，取得了较好的效果。

52. 射频治疗的优缺点是什么？

专家回复：肝癌射频治疗的优点体现在如下几点。①微创：射频的电极针只涉及直径最大 5 厘米的范围，对其余的肝组织影响不大。对于有严重肝硬化的患者来说，尽量保存有功能的肝组织是很重要的。所以对于小肝癌、多发的肝癌，有严重肝硬化不能耐受手术切除的患者是比较适合的。且射频治疗后反应轻微，当天就可离床活动；②有效：对小于 5 厘米的肝癌可达到根治效果，与手术相当；③可反复多次治疗，解除患者对再次手术的顾虑。

与其他所有的治疗方法一样，射频消融术也存在着不足之处。首先，大于 5 厘米以上的肿瘤，射频消融的覆盖面不容易完全，残留肿瘤的比例高，无法通过这种技术达到根治目的。其次，对于肝硬化较重者，射频也同样会带来肝功能衰竭的可能。另外，在实际操作中射频电极针的穿刺过程会受到各种因素的影响，比如说肿瘤的位置、严重肝硬化结节对超声影像的判断、设备的原因等，都直接影响穿刺的准确性，最后都对射频效果造成一定影响。除此之外，射频消融还有可能会带来其特有的并发症，如：发热、疼痛、胆漏、气胸、肝脏穿刺部位的出血或肝被膜下血肿、治疗部位的肝脓肿、沿穿刺针道的肿瘤种植转移等；当肿瘤位置表浅或靠近其他脏器时，射频消融产生的热量可以造成其他脏器的损伤，如：皮肤灼伤、腹膜或膈肌热损伤、急性胆囊炎、结肠穿孔等。

53. 可以反复多次做射频治疗吗？

专家回复：正如上面所提到的那样，射频消融的范围有限，对正常肝组织影响不大，大部分患者的肝功能状况是允许行多次射频消融治疗的。另外，与常规手术不同，射频手术对腹腔其他脏器扰动小，术后腹腔内粘连轻，腹腔条件也允许行多次射频消融术。所以，大部分肝癌患者是可以行多次射频治疗的。

54. 什么是肝癌微波治疗？

专家回复：肝癌微波治疗的原理是在肿瘤内直接插入针状微波电极，经微波辐射后，使组织中极性分子尤其是水分子振荡来产生高热，组织因受热引起温度升高，可在局部产生由中心向外周递减的均匀分布的温度场，中心温度可达145℃以上，而当组织达到一定温度（45℃）后，细胞中的蛋白质即发生凝固性坏死，从而引起组织凝固坏死，达到原位灭活和局部根治的目的。同时，可使肿瘤周围血管组织凝固形成一个反应带，使之不能继续向肿瘤供血并有利于防止肿瘤转移。总的来说，微波治疗肝癌就是利用微波高效率升温的一个可控的、有效的高温热场来杀灭肝癌，因此作用比较直接、效果好而且对其他组织的影响小。优缺点与射频消融术类似，治疗方式也是分为经皮、开腹手术中及腹腔镜下微波固化治疗。

55. 射频治疗与微波治疗有什么不同?

专家回复：射频和微波消融都是通过高热使肿瘤组织发生凝固性坏死，以达到彻底治愈的目的。无论治疗的效果还是安全性，二者均无显著差异。其区别首先在于产热的原理不同。射频消融是利用频率460～500kHz 电磁波在人体组织中产生离子振动，使电能转化为热能，致肿瘤组织热凝固坏死；微波消融则是利用 2450MHz 高频电磁波使组织中极性分子尤其是水分子振荡来产生高热，以杀灭瘤细胞。其次微波消融操作相对简单，电极针价格低廉；但微波单次消融的有效体积和消融范围的可控性不如射频消融。

具体选择射频消融还是微波消融治疗，主要取决于所具有的设备条件及操作者擅长的方式。

56. 什么是肝移植?

专家回复：肝脏移植是指通过手术植入一个（或半个或部分）健康的肝脏到患者体内，使终末期肝病患者（肝癌、肝硬化等）肝功能得到良好恢复的一种外科治疗手段。是一个涉及多学科，多部门协作的系统工程。

57. 肝癌患者能做肝移植吗?

专家回复：理论上讲，肝脏移植是肝癌外科治疗的最佳手段，可彻底去除肿瘤肝内微转移隐患及具有恶变潜能的硬化肝脏，是唯一可能永久治愈肝癌的方法，同时，也可改善肝硬化导致的门静脉高压等多种合并症。但肝移植并不适合于每位肝癌患者，选择合适的适应证是提高肝癌肝移植疗效，保证极为宝贵的供肝资源得到公平有效利用的关键。所以，对于肝癌患者肝移植适应证给予制定标准范围是必需的。目前国内外有不少标准，最具有代表性、受国际认可的是米兰（Milan）标准。符合米兰标准的肝癌行肝移植治疗疗效是肯定的。也就是说，在米兰标准范围内的肝癌患者可以接受肝移植手术，并且疗效较好。此外，国际上除了米兰标准外，还有美国加州大学旧金山分校（UCSF）标准和匹兹堡（Pittsburgh）改良 TNM 标准。

近年来，国内多家移植中心在肝癌肝移植适应证方面都进行了有益探索，并先后提出了适合我国国情的杭州标准、上海复旦标准、华西标准和三亚共识等。

58. 什么样的肝癌患者适合做肝移植手术？

专家回复：上面提到了国内、国外制定了很多关于肝癌肝移植的标准，符合标准的就可以行肝移植。但各标准间还是有差异的，下面具体将各种标准进行介绍。

（1）米兰（Milan）标准：1996 年，由意大利 Mazzaferro 等提出。具体标准是单个肿瘤直径不超过 5 厘米；多发肿瘤数目 ≤ 3 个、最大直径 ≤ 3 厘米；不伴有血管及淋巴结的侵犯。

1998 年，美国器官分配网（UNOS）开始采用 Milan 标准作为筛选肝癌肝移植受体的主要依据，Milan 标准逐渐成为世界上应用最广泛的肝癌肝移植筛选标准。其优点是疗效肯定，5 年生存率 ≥ 75%，复发率 < 10%，仅需考虑肿瘤的大小和数量，便于临床操作。

随着肝癌肝移植例数的不断增多和经验积累，米兰标准也不断受到挑战。多数学者认为米兰标准过于严格，使很多有可能通过肝移植获得良好疗效的肝癌患者失去了移植机会。

另外，对于肝脏储备功能良好（Child A 级）的小肝癌患者来说，虽然肝移植术后患者无瘤生存率高于肝切除手术，但在长期累积生存率方面，肝移植与肝切除相比无太大差异。考虑到供肝资源的严重短缺，移植手术费用昂贵及肝移植相关并发症等因素，肝切除术仍是目前多数医院对于可切除的早期肝癌的首选治疗方法。

（2）匹兹堡（Pittsburgh）改良 TNM 标准：2000 年，美国 Marsh 等提出，只将有大血管侵犯、淋巴结受累或远处转移这三者中出现任意一项作为肝移植的禁忌证，而不将肿瘤的大小、个数及分布作为排除的标准，由此显著扩大了肝癌肝移植的适用范围。

但是，该标准也存在明显的缺陷。比如，在术前很难对微血管或肝段分支血管侵犯情况做出准确评估，且许多有肝炎背景的肝癌患者，其肝门等处的淋巴结肿大可能是炎症性的，需要行术中冰冻切片才能明确诊断。其次，由于肝脏供需矛盾的日益加深，虽然扩大了的肝癌肝移植指征可使一些中晚期肝癌患者个人可能由此受益，但其总体生存率却显著降低，并由此减少了可能获得长期生存的良性肝病患者获得供肝的机会。

（3）加州大学旧金山分校（UCSF）标准：2001 年，由美国 Yao 等提出，在米兰标准的基础上对肝移植适应证进行了一定程度的扩大，包括单个肿瘤直径不超过 6.5 厘米；多发肿瘤数目 ≤ 3 个、最大直径 ≤ 4.5 厘米、总的肿瘤直径 ≤ 8 厘米；不伴有血管及淋巴结的侵犯。

UCSF 标准扩大了 Milan 标准的适应证范围，但又不明显降低术后生存率。因此，近年来，支持 UCSF 标准的研究报告越来越多，但此标准也存在争议。比如该标准提出的淋巴结转移、肿瘤血管侵犯（特别是微血管侵犯）的情况在术前难以确诊。

我国属于肝癌肝移植大国，肝移植受体中约 50% 为肝癌患者，其5 年生存率接近 50%，略低于国际先进水平，这主要是由于我国早期对肝癌肝移植指征过宽，且器官来源多为无心跳供体，影响患者术后长期生存率所致。

近年来，结合我国国情和患者的实际情况，国内先后提出了杭州标准、上海复旦标准、华西标准和三亚共识等。

杭州标准：无大血管的侵犯浸润及肝外器官的转移，肿瘤直径之和≤ 8 厘米，或肿瘤直径之和 >8 厘米、术前 AFP ≤ 400ng/ml 且肿瘤组织学分级为高、中分化。

上海复旦标准：单个肿瘤直径≤ 9 厘米，或者多发肿瘤≤ 3 个并且最大肿瘤直径≤ 5 厘米、全部肿瘤直径之和≤ 9 厘米，无大血管侵犯、淋巴结转移及肝外转移。

华西标准：不论肿瘤数目及分布，肿瘤直径之和≤ 9 厘米，无大血管侵犯、淋巴结转移及肝外转移。

三亚共识：①单发肿瘤直径≤ 9 厘米；②多发性肿瘤数目≤ 3 个，最大直径≤ 5 厘米，所有肿瘤直径总和≤ 9 厘米；③肝脏无大血管癌栓，包括门静脉主干或主要分支癌栓、肝静脉主干癌栓、下腔静脉癌栓；④无肝外肿瘤转移证据（包括肝门部淋巴结转移、远处转移和其他系统肿瘤）。

上述国内的标准扩大了肝癌肝移植的适应证范围，可使更多的肝癌患者因肝移植手术受益，与米兰标准和 UCSF 标准相比，并未明显降低术后累积生存率和无瘤生存率。但有待于规范的多中心协作研究以支持和证明，从而达到公认和统一。

59. 肝癌肝移植的手术方式有哪些?

专家回复: 按照供肝种植部位不同,可分为原位肝移植术和异位肝移植术。原位肝移植按照供肝的静脉与受体下腔静脉的吻合方式不同,可分为经典肝移植和背驮式肝移植。为解决供肝短缺和儿童肝移植的问题,又相继出现了活体部分肝移植、减体积肝移植、劈裂式(劈离式)肝移植、多米诺骨牌式肝移植等。此外,还有辅助性肝移植。

60. 肝癌肝移植的优点是什么? 缺点是什么?

专家回复: 肝癌肝移植最大的优点就是根治,肝脏移植可以不受肝脏功能好坏的限制,从根本上治疗肝癌。对于多中心生长的肝癌来说,全部切除病变肝脏更有助于控制肝癌复发。其次切除硬化的肝脏,降低了手术后肿瘤再发的危险因素。研究报告也指出肝癌肝移植长期存活率高于单纯肝切除治疗。

但是,肝移植的缺点也是显而易见的。相比常规手术,肝移植具有极大的手术风险;较高的术后近、远期并发症发生率;昂贵的手术及治疗费用;存在术后排异反应,需终身服用免疫抑制剂,乙肝或肝癌复发等;还可能存在移植肝功能低下问题。另外,因肝源紧张,部分需行肝移植患者在等待肝源期间可能会错过手术时机甚至有死亡的可能。

61. 肝移植手术可以多次做吗?

专家回复: 肝移植术后可因多种原因出现胆道并发症、移植肝原发性无功能、肝动脉栓塞、慢性排异反应及原发病复发等,理论上讲,这些并发症出现后，均可以实施再次肝移植手术。但一般来说，首次肝移植后一个月左右新肝脏周围的粘连尚未牢固形成，手术易于游离；再加上新肝发挥作用，凝血机制有可能改善，再次手术出血减少，此时手术操作较易施行。

然而对于3个月以上的再次肝移植与首次肝移植有很多不同。存在的如下问题，加大了手术的难度：①移植肝周围有致密粘连和瘢痕形成；②因首次肝移植已进行过血管、胆管的吻合，再次吻合血管和胆管的难度加大；③术后发生排异反应的可能性增加等。

需要指出的是，我国目前的供肝资源极其短缺，加上无序的竞争现状，对肝癌患者实施肝移植治疗需谨慎考虑。对肝癌伴有血管侵犯、门静脉癌栓以及癌症复发的晚期患者进行肝移植只能起到姑息治疗的效果，进行肝移植是不符合标准的，而实施再次肝移植治疗更是不妥当的。

 62. 什么是肝癌的降期治疗?

专家回复：目前对于肝癌患者获得长期生存的最有效的方法是肝切除和肝脏移植术。但某些肝癌患者因不符合手术切除条件，不能接受手术治疗；或因不符合肝移植标准，无法行肝移植手术，而通过局部或全身治疗等姑息性治疗后，一部分患者可以达到肿瘤缩小、预留肝脏体积增大等效果，从而降低肿瘤的分期。使肝癌由不可治变为可治；使超出肝移植标准的患者再次获得移植机会，这就是肝癌的降期治疗。降期治疗的主要方法包括：局部消融治疗、肝动脉栓塞化疗、靶向治疗、免疫治疗等。

63. 哪些肝癌是不可治愈的?

专家回复:肝癌患者获得长期生存或能得到治愈的最有效的方法是肝切除和肝脏移植术(还有一部分患者通过局部消融也可得到治愈的效果)。所以,不可治愈的肝癌是指不能接受上述手术者。这些患者包括:①肝癌远处转移的,如肺、脑、骨骼、大网膜、腹壁、盆腔等远处转移;②肝癌合并门静脉、腔静脉癌栓,无法切除的;③肝癌合并肝功能失代偿,无法耐受手术的;④肝癌侵犯重要器官或组织结构,手术无法切除的;⑤巨大肝癌或肝癌弥漫分布,肝脏储备功能不足,无法手术切除或行肝移植的。

64. 不可治愈肝癌的治疗方法有哪些? 应如何选择?

专家回复:肝癌不可治愈并不是不可治疗,相反,治疗的方法还比较多。某些患者通过治疗还是可以实现长期带瘤生存的,所以,患者千万不能灰心。这些治疗的方法有:射频消融、微波消融、高强度聚焦超声治疗、肝动脉栓塞化疗、酒精注射、冷冻治疗、放疗、分子靶向治疗、免疫治疗和中医药治疗等。不能手术切除或肝移植者,若符合消融标准者,首选射频或微波消融治疗;若不符合消融条件,则首选肝动脉化疗栓塞治疗。放疗适宜于合并有门静脉癌栓的患者。分子靶向治疗、免疫治疗、中医药治疗等可以单用,也可以在采取以上治疗的同时合用。

65. 终末期肝癌患者治疗还有意义吗? 应如何选择治疗方法?

专家回复:对于终末期肝癌患者的治疗还是有意义的。终末期肝癌处理的原则是：对症治疗、缓解症状、营养支持、提高生活质量、尽可能延长生存期。除积极治疗外，患者还应保持乐观向上的心态，亲属也需要积极配合，鼓励患者，消除患者的不良情绪，使之保持平稳安定的心境，以减轻心理上的痛苦。

在一般条件及肝功能允许的情况下，可以选择一些损伤性较小的姑息治疗手段，以延缓肿瘤的发展。

66. 什么是介入栓塞治疗？ TACE 是什么意思？

专家回复：介入栓塞治疗是介入放射学的最重要的基本技术之一，是在 X 线透视下经血管内注入或送入栓塞物质，使目标血管闭塞从而达到预期治疗的技术。TACE 是英文 transcatheter arterial chemoembolization 的简写，意思是经导管动脉化疗栓塞术，其治疗过程是将导管选择性插入给肿瘤供血的动脉后，以适当的速度注入适量的栓塞剂和化疗药物，使供血动脉闭塞，引起肿瘤组织缺血坏死，同时对局部病灶起到化疗作用。目前 TACE 多用于肝癌的治疗，通常被称为肝动脉化疗栓塞术或肝动脉栓塞化疗术。

67. 什么患者适合做 TACE？

专家回复：TACE 的适应证有：①不能手术切除的中晚期肝癌患者；②一般情况较差（如高龄、合并其他疾病等）不能耐受手术者；③肝癌术后复发，不适于手术者。此外，肝癌切除术后，为了防止肝癌的复发，可以行预防性的 TACE 治疗。对肝肿瘤破裂出血者，TACE 治疗不仅可以止血，同时还可以达到治疗的效果。

TACE 的疗效受肿瘤血供、肝硬化程度、肿瘤病灶有无包膜、门静脉有无癌栓等因素的影响。对于血供丰富、包膜比较完整的巨块型肝癌、大肝癌，TACE 治疗的效果较好。

但对于伴有明显肝硬化或肝功能严重损害，有明显黄疸、腹水；明显凝血功能障碍或出血倾向者不宜行 TACE 治疗。

68.TACE 可以多次做吗?

专家回复：这要视患者肝功能状况和一般情况而定，在患者一般条件和肝功能允许的情况下，可以行多次 TACE 治疗。间隔时间一般为患者从介入术后算起一个月（至少持续 3 周以上）。介入治疗的频率依随访结果而定：若介入术后 1 个月影像学检查肝肿瘤病灶内碘油沉积浓密，肿瘤组织坏死且无新发病灶或无新进展，则可暂不做介入治疗。治疗间隔应尽量延长，最初几次治疗时密度可加大，此后，在肿瘤不进展的情况下宜延长治疗间隔，以保证肝脏功能的恢复。在治疗间隔期，可利用影像学检查评价肝脏肿瘤的存活情况，以决定是否需要再次进行介入治疗。

69.TACE 会有什么并发症?

专家回复：TACE 治疗后有可能会出现以下并发症。①发热：这是最常见的并发症，是栓塞后肿瘤组织坏死吸收所致。大多发生在术后 1 ~ 3 天，温度一般在 38.5℃以下，部分患者会持续较长时间；②恶心呕吐：化疗药物可刺激胃肠道，引起恶心呕吐反应，多在术后 2 ~ 8 小时发生，24 小时后逐渐减轻；③腹痛：腹痛为 TACE 治疗后，肝脏局部缺血水肿使肝包膜紧张度增加，以及造影剂、栓塞剂的直接刺激所致。肿瘤位置不同，疼痛的位置也可不同。疼痛可位于右上腹、肩部或腰背部，一般 2 ~ 5 天后可缓解。若腹痛异常剧烈，持续时间较长，需警惕胆囊动脉或胃十二指肠动脉被栓塞的可能；④肝功能损害：化疗药物对肝细胞的损害以及栓塞后肝细胞的供血、供氧量的减少会导致肝功能的损害，经保肝治疗后，大多可以恢复正常；但也有少数患者恢复较慢，可出现黄疸、腹水，甚至肝功能衰竭等；⑤肾功能损害：化疗药物、造影剂均有引起肾脏损伤的可能。因此，术后需补液、多饮水，以促进毒素排泄；⑥急性局限性缺血性胰腺炎：这是栓塞剂反流入胰腺的供血动脉所致；⑦骨髓抑制：化疗药物的毒性还表现在对骨髓的抑制上，术后需注意血常规变化情况，必要时可适当应用药物治疗；⑧穿刺部位出血及血肿：表现为腹股沟区青紫、肿胀，下肢活动受限；⑨上消化道出血：大剂量化疗药物的刺激、上消化道基础病变的存在以及肝动脉栓塞后门静脉压力的升高等，可导致患者出现呕血或黑便。

70.TACE 后还可以做手术切除吗?

专家回复：经过一次或多次 TACE 治疗后，一部分患者肝癌会缩小，预留肝脏体积会增大，为手术创造条件。这时，可根据全身状况、化验结果、肝脏功能储备状况进行评估，满足手术切除条件者，可积极进行外科手术。

71. 什么是化疗?

专家回复：化疗（化学治疗），即用化学药物治疗疾病的方法。这些药物有的是天然的，有的是人工合成的。化疗是目前治疗肝癌的手段之一，这些特殊的药物可杀灭肿瘤细胞，但同时也可杀灭正常细胞，所以有时称为细胞毒药物。这些药物经常以不同的强度联合应用在治疗中，患者普遍有明显的恶心呕吐、骨髓抑制等副作用。

72. 全身化疗对肝癌的治疗效果如何？

专家回复：已经发现许多化疗药物对肝癌患者起一定作用。然而，全身化疗对肝癌的疗效较差，目前仍缺乏有关化疗药物明确改善生存率的报道，也没有广为接受的标准化疗方案。

目前认为术前化疗会降低机体抵抗力，延迟手术时间，且会对肝脏功能及储备功能造成不良影响，不利于手术进行，所以，对有手术条件者一般不建议进行。

术中发现肝癌不能切除或仅能行姑息切除者，术中可预置肝动脉和（或）门静脉泵（皮下埋藏式灌注装置），留待术后做区域性化疗。

术后化疗对控制肝癌复发的确切作用尚未得到证实。因对肝功能的损害比较明显，伴有肝硬化的肝癌患者往往难以坚持完成长疗程的化疗。

73. 什么样的患者选择做全身化疗？

专家回复：肝癌的化疗已有多年历史，因肝癌是一种对药物敏感性偏低的肿瘤，化疗能否使患者获益这个问题一直存在争议。全身化疗主要用于全身情况和肝功能尚好，无法手术切除的患者、姑息切除后的患者、弥漫型肝癌患者。而对合并有黄疸、腹水等明显肝功能损害或全身情况极度衰竭者，化疗有害无益。

因为肝癌对化疗药物的敏感性不强，使用单一药物进行全身化疗，疗效不佳。不同化疗药物的联合应用似乎可以提高化疗效果。

301健康科普丛书——肝癌

目前临床上常用的化疗药物有多柔比星、吡柔比星、表柔比星、环磷酰胺、异环磷酰胺、丝裂霉素、顺铂、卡铂、氟尿嘧啶、依托泊苷等。

74. 全身化疗的副作用有哪些?

专家回复：因化疗药物的毒性，全身化疗后，会带来身体其他脏器的功能异常，尤其是对消化、神经、心、肾、骨髓等的影响。化疗后患者可能会出现如下症状：①食欲下降、恶心、呕吐、腹胀、腹痛、腹泻或便秘；②肝功能异常，重者可出现中毒性肝炎；③心慌、胸闷、气短，甚至心力衰竭；④白细胞和血小板下降，甚至全血细胞的下降；⑤肾功能损害，出现腰痛、肾区不适；⑥肢端麻木，肢端感觉迟钝；⑦其他：免疫功能下降、疲乏无力、静脉炎等。

75. 什么是放疗?

专家回复：放疗就是放射治疗，是用各种不同能量的射线照射肿瘤，以抑制和杀灭癌细胞的一种治疗方法。因为放射线所带的能量可破坏细胞的染色体，使细胞生长停止，所以，可用于对抗快速生长分裂的癌细胞。目前临床常用的放射治疗可分为外照射和内照射两种，前者应用医用电子直线加速器、钴60治疗机或质子加速器等进行治疗，后者则应用放射性核素进行治疗。放疗可单独使用，也可与手术、肝动脉栓塞化疗等配合，作为综合治疗的一部分，以提高癌症的治愈率。有一些病例，通过放疗可使肿瘤体积缩小，使原来不适合手术的患者争取到手术的机会。对晚期癌症则可通过姑息性放疗达到缓解压迫、止痛等效果。

76. 肝癌可以做放疗吗?

专家回复：肝癌是可以做放疗的。以往由于肝脏自身及放射技术等多种原因导致肝癌放疗的效果并不理想。近年来随着技术的进步，放疗被重新重视起来。放疗在肝癌治疗中的地位有所提高，疗效也有所改善，可以起到使部分肿块缩小，症状缓解并延长患者生命的作用。

放疗对缩小肿块、延缓症状和延长生命有一定意义，有部分患者经此治疗，肿瘤缩小而获得二期切除。放疗不属于肝癌的根治性治疗措施，而是姑息性治疗措施；或者作为肝切除术的联合治疗措施而使用。

因有些肝癌紧邻或侵及重要血管、胆管，手术切缘有可能会有癌细胞残留，达不到根治效果。针对这部分病例，解放军总医院肝胆外科开展了术中放射治疗，即手术切除肿瘤后，于手术台上对手术切缘进行放射治疗，效果令人满意。

77. 什么样的患者考虑做放疗?

专家回复：放疗主要适用于肿瘤无法手术切除者；伴有门静脉癌栓者；肝切除后肝断面有残余肿瘤者；手术切除后复发者；接受 TACE 后局部复发、残留者；结直肠癌肝转移者。

对肿瘤已有肝内播散或弥漫型肝癌者，视条件可行姑息性全肝放疗；肿瘤位于第一肝门附近，压迫肝门引起黄疸、腹水者，可试行肝门区放疗，以缓解梗阻症状；肝癌骨转移引起的剧痛或椎管转移、脑转移导致的瘫痪，也可采用放疗缓解症状。

对于伴有明显肝硬化或肝功能严重损害者，有明显黄疸、腹水者以及远处转移者不宜行放射治疗。

78. 什么是靶向治疗?

专家回复:随着科学技术的进步,人们对于肿瘤的认识已经深入到细胞、分子和基因水平,对于肿瘤的诊断和治疗也逐渐向细胞学、分子生物学、基因组学的方向发展,从而出现了肿瘤靶向治疗技术。所谓的靶向治疗,就是在细胞分子水平上,针对已经明确的致癌位点(该位点可以是肿瘤细胞内部的一个蛋白分子,也可以是一个基因片段),来设计相应的治疗药物,药物进入体内会特异地选择该致癌位点来进行结合,从而发挥作用,使肿瘤细胞死亡,所以靶向治疗又被称为"生物导弹"。与常规治疗如手术切除、消融治疗、肝动脉栓塞化疗、放疗等合用会有更好的效果。

近年来,肿瘤靶向治疗得到了迅速发展,疗效也不断得到提高。但是,虽然它很有潜力,但并不能完全代替手术切除、肝脏移植、消融治疗、肝动脉化疗栓塞等肿瘤治疗方法。

79. 如何评价靶向治疗的效果? 常用的靶向药物有哪些?

专家回复:用靶向药物治疗以后,有的患者表现为肿瘤细胞生长减缓,还有一部分对靶向药物非常敏感的患者,表现为肿瘤的缩小。所以,可以从以下方面评价靶向药物的疗效:①肿瘤是否较前缩小;②肿瘤生长是否得到了控制;③患者症状是否得到了改善。

目前已经有数种分子靶向药物证实对于部分肝细胞癌治疗有效。

索拉非尼(多吉美)对于晚期肝癌疗效明显,安全性好,可应用于治疗无法手术或存在远处转移的肝细胞癌;贝伐单抗单药治疗肝癌有效,联合化疗药物或其他分子靶向治疗药物治疗的结果令人鼓舞;舒尼替尼（索坦）和拉帕替尼也显示出良好的苗头。

这些靶向药物，功效上各有千秋，其毒副作用也不同，比如多吉美主要表现为胃肠道反应，血压升高，皮肤红疹、溃烂，且四肢表现更为明显；索坦主要表现为疲乏，甚至全身严重无力。

肝癌靶向药物治疗的劣势除了价格昂贵以外，最主要的是容易产生耐药性。

80. 什么样的患者适合靶向治疗？

专家回复：靶向治疗作为一种新的治疗方式，对肝癌的治疗显示出一定的效果，目前主要用于肝癌晚期患者。

《美国肝病研究学会肝细胞癌诊治指南》中，推荐将索拉非尼作为无法从肿瘤切除、肝移植、消融或 TACE 获益，且肝功能代偿的原发性肝癌患者的首选。

需要注意的是，目前尚未找到能够准确预测靶向治疗疗效或者筛选出优势人群的有效方法。对分子靶向治疗药物的最佳使用方法、时机、毒性反应和恰当的评价体系等方面，都还有许多空白等待开拓或填补。

81. 靶向药物的副作用有哪些？

专家回复：早年对靶向治疗药物普遍存在一个误区，认为靶向治疗的毒性会比较小。随着病例的逐渐增多，靶向药物毒副反应逐渐被大家所关注。这些常见的副作用有恶心、腹泻、乏力、蛋白尿、高血压和痤疮样皮疹，尤其是皮肤系统的反应。除了靶向治疗药的毒副反应外，肿瘤细胞对靶向药物的耐药性也影响着药物的应用。

常见的分子靶向治疗药物的不良反应有如下几种。

（1）特罗凯：腹泻、皮疹、肝毒性等。

（2）索拉非尼：手足综合征、疲乏、腹泻、皮疹、高血压、脱发等。

（3）西妥昔单抗：皮疹、疲倦、腹泻、恶心、肺毒性、发热等。

（4）贝伐单抗：胃肠道穿孔、出血、高血压、肾病综合征、充血性心衰等。

（5）恩度：心脏毒性、腹泻、肝功能异常、皮疹等。

82. 无水酒精注射对肝癌的治疗效果如何?

专家回复：无水酒精即无水乙醇，其治疗肝癌的机理为无水乙醇对肿瘤组织细胞的脱水作用可以导致蛋白变性、凝固坏死进而纤维化，同时可以使肿瘤内小血管凝固变性，内皮细胞坏死，血小板凝聚导致栓塞，从而达到杀灭肿瘤的目的。

对于直径＜3厘米的原发性肝癌，因组织成分单一，结缔组织少，乙醇弥散完全，其疗效较好，可与手术切除相近，部分病例可获得根治效果。而直径＞3厘米的肝癌，无水乙醇不易弥散到整个肿瘤，疗效较差。对于那些组织质地较硬，存在纤维间隔或瘤内压力增高的肝癌，注入乙醇难以完全浸润，治疗往往难以彻底。

因乙醇可溢出瘤外损害肝脏，所以，无水乙醇注射最好是在超声导引下进行。超声可以连续实时监测注射情况，观察肿瘤内乙醇灌注图像，避免过多的乙醇渗漏到病灶外。治疗的次数和每次乙醇用量视肿瘤大小、瘤体内乙醇灌流情况和患者的依从性而定。

对于继发性肝癌，因内部结缔组织成分多，乙醇弥散不均，故疗效不肯定。

83. 冷冻治疗对肝癌治疗效果如何？

专家回复：冷冻治疗是利用低温作用于肿瘤，使之发生一系列物理、化学变化，最终导致肿瘤变性坏死，从而达到治疗的目的。

具体原理是将组织快速冷冻，温度降到0℃以下，细胞内外形成冰晶，出现细胞损伤、脱水等一系列变化，同时微血管栓塞，致使细胞死亡。在复温过程中，被破坏的肿瘤释放抗原，刺激和改善机体抗肿瘤免疫应答能力，故冷冻治疗局部的原发恶性肿瘤时，远处的转移瘤的生长可能也受到抑制。

该疗法的最大优点是冷冻范围不会太大，可最大限度地保留肝实质，降低外科操作对患者的损伤。

冷冻治疗可作为肝癌手术切除后的补充治疗，而不作为一线的治疗方法。在手术不能切除或不安全的情况下，冷冻疗法可作为相对有效、并发症低的替代疗法。在冷冻灭活不可切除的肿瘤后，进一步做肝动脉化疗栓塞可能是将来的发展方向。

其存在的不足是：＞3厘米的肿瘤，其肿瘤细胞难以完全坏死；靠近肝门区的肿块，穿刺及冷冻需避免损伤大动脉、静脉及肝内大胆管；多点冷冻时可引起肝内出血；较大范围的冷冻治疗，可加重肝硬化患者的肝功能损害等。

84. 什么是海扶刀？对肝癌治疗效果如何？

专家回复：海扶刀又称高强度聚焦超声肿瘤治疗系统或称超声聚焦刀，是高强度聚焦超声（high intensity focused ultrasound）英文缩写HIFU的音译。其原理为：利用超声波具有的组织穿透性和可聚性等物理特征，将体外低能量超声波聚焦在体内肿瘤，能量得到数千倍放大，通过产生的高温、空化等效应，使肿瘤组织凝固性坏死，失去增殖、浸润和转移的能力，并最终纤维化或被机体吸收。

高能聚焦超声刀应用于肝癌治疗，已取得了一定进展，目前多应用于无法手术切除的晚期肝癌。

其缺点是：HIFU 聚焦区域小，治疗肿瘤需反复多次进行；超声探测肝脏肿瘤存在盲区；由于肋骨和胃肠等空腔脏器对高强度超声的吸收和反射，使治疗入路受到限制。

目前认为，HIFU 可作为 TACE 后进行补充治疗或姑息治疗的手段。

85. 中医药在肝癌治疗中有何意义？

专家回复：中医药在肝癌的治疗中具有一定作用，在临床上中医药大都与其他疗法如手术治疗、肝动脉化疗栓塞、放疗和免疫治疗等相互配合，对抑制肿瘤生长，改善症状，提高机体免疫力方面都起到了一定作用。常用的中药大致有两种，一是以单方或成药为主，二是以辨证施治为主，两者也可结合应用。临床上应用更多的是采用中医辨证施治。根据肝癌患者的主症、舌苔和脉象，从整体观点出发，采用扶正培本为主，从而来增强体质，提高机体免疫功能，改善肝功能紊乱，缓解症状。应当注意的是，如果辨证不明，用药不当，中药会引起严重的不良反应，如上消化道出血、肝癌破裂、肝性脑病、肝功能衰竭等。目前肝癌的中医中药治疗尚未研究出一套完整的规律，各人经验不同，疗效也相差较多。有待进一步的深入研究。

86.什么是肝癌的联合治疗?

专家回复:肝癌的联合治疗是指将手术切除、射频(微波)消融、肝动脉化疗栓塞(TACE)、放疗、冷冻、分子靶向药物治疗、免疫治疗、基因治疗等多种根治性和(或)姑息性的治疗手段进行结合,来治疗肝癌的方式。联合治疗已成为治疗原发性肝癌的一种趋势。迄今在临床上已经形成了几种成功的联合治疗模式,如:

(1)对不能手术切除的巨大肝癌进行其他治疗,待肿瘤缩小后行二期切除,目前能使巨大肝癌缩小的治疗方法主要包括 TACE、放疗和分子靶向药物治疗等。

(2)肝癌根治性切除后,抗肿瘤复发的联合治疗,包括分子靶向药物治疗、TACE 及免疫治疗等。

(3)肝癌复发后的联合治疗,包括再次手术或射频(微波)消融和TACE 等的结合。

87.抗病毒治疗对肝癌预后有帮助吗?

专家回复:在我国,乙型病毒性肝炎是原发性肝细胞癌的主要致病因素,而乙肝病毒 DNA 的持续复制,会加重肝细胞的破坏,导致出现肝衰竭、肝性脑病及上消化道出血等并发症,最终导致患者死亡,故积极应用抗病毒药物对预后有极为重要的意义。对于行根治性手术切除或姑息性治疗后的肝细胞癌,抗病毒治疗也可有效预防和延缓肝癌的复发和转移。因此,无论能否根治切除,无论采用何种治疗手段,对于建立在病毒性肝炎基础上的原发性肝细胞癌,抗病毒治疗均对预后有重要意义。

目前应用于乙型肝炎相关性肝癌的抗病毒治疗药物有干扰素及核苷类似物。常用的干扰素有普通干扰素（如干扰素 α）和长效干扰素（如聚乙二醇干扰素）；核苷类似物有恩替卡韦、替比夫定、阿德福韦酯及拉米夫定等。

88.转移性肝癌的治疗方法有哪些?

专家回复：转移性肝癌中，结直肠癌肝转移占肝转移癌的绝大多数。对于结直肠癌肝转移，肝切除术是目前唯一能够获得根治的方式，现在已被广泛接受作为治疗原发性结直肠癌肝转移患者的标准。

其他治疗方法有射频（微波）消融、全身化疗、靶向药物治疗、TACE、无水酒精注射、放射性粒子植入等。

89.转移性肝癌的治疗方法应如何选择?

专家回复：如上所说，肝切除术是目前唯一能够治愈或改善转移性肝癌无瘤生存的方式。所以，能够手术切除者，应首选手术切除。

手术切除的指征为：①结直肠癌原发灶能够切除或已经切除；②肝脏转移灶能够切除；③患者全身状况允许；④没有不可切除的肝外转移病变。

但能够切除者是与结肠癌手术时同期切除，还是先切除结肠癌，过一段时间再切除肝转移癌（分期切除），一直没有定论。

主张分期切除者认为：先切除结直肠癌原发灶，行 3 ~ 4 个月化疗后再施行分期肝切除，其间隔期可使隐藏的肝脏微小转移瘤变得明显，可以得到更完整的切除；而且将肠道污染手术与肝脏相对清洁手术分开，降低了腹腔污染，减少了手术创伤。但近年来，随着围手术期处理和手术技术的进步，CT、MRI 和超声技术水平的提高，可准确诊断术前无法明确的微小转移灶，并能明确癌灶与肝脏管道系统的关系。因此，当前观点认为只要患者能够耐受手术，应尽可能在结直肠原发癌根治术的同时将肝转移癌灶切除。

但临床约有 80% 的结直肠癌肝转移患者无法手术切除。对于无法手术切除者，可以采取化疗、消融等方式治疗，具体采取哪种方式，需结合个人的情况具体分析。

（1）射频（微波）消融是治疗不能手术切除的肝转移癌灶的重要方法。主要适用于：①肝转移灶可手术切除，但患者全身状况差，不能耐受手术者；②剩余肝脏体积不足，无法耐受手术切除者；③肝转移灶个数多，分布广，无法全部切除者；④肝转移灶切除术后复发者；⑤常规化疗失败后的姑息治疗；⑥化疗前行消融治疗减小瘤负荷，提高化疗效果。

（2）全身化疗：化疗是肝转移癌治疗的重要组成部分。对于不能切除的转移癌，可通过化疗使肿瘤体积缩小或数目减少获得二次手术机会。对于可切除的转移癌，手术切除前是否行新辅助化疗目前仍存在争议。

（3）TACE：因转移性肝癌主要由门静脉供血，TACE 主要阻断肝动脉血供，所以 TACE 术不常规应用于转移性肝癌的治疗。

（4）靶向治疗是比较新的治疗方式，对转移癌的治疗有一定作用。

（5）无水酒精注射是一种快速、简便、经济的治疗手段，适用于直径＜ 3 厘米的肿块，一般需多次注射。

（6）放射粒子植入：结直肠癌肝转移灶切除后或消融治疗后可能遗漏的周边微小子灶，采用放射粒子均匀地植于肝切缘，有助于消灭残余癌细胞，以降低复发。

转移性肝癌术后的肝脏复发非常常见，且有 15% ~ 40% 的患者唯一的复发部位在肝脏。对于该类复发患者，如果没有肝外转移，全身状况良好，肝脏储备功能充分，可考虑再次行肝切除术，大约有三分之一的复发患者可耐受二次手术。

90. 转移性肝癌手术治疗效果如何?

专家回复：近 30 年来，越来越多的资料表明，肝切除术是一种有可能治愈转移性肝癌的方法。采用手术切除而不是通常认为的全身化疗的理由是，胃肠道恶性肿瘤的细胞（特别是结直肠癌）是通过门静脉进行血源性传播的，从而使肝脏成为大多数患者发生转移的第一站，癌细胞逐步从原发部位转移到肝脏，再从肝脏转移到其他地方。这为通过治疗肝转移阻止肿瘤播散到其他部位提供了机会。此外，肝切除术后肝脏强大的再生能力使扩大的肝切除术治疗肝转移癌成为可能。在肝脏储备功能正常的患者，切除 80% 的肝脏是可行的。有报道显示，手术切除后患者的 5 年生存率甚至可接近 40%，手术治疗的远期效果和安全性显著优于未予治疗或全身化疗的患者。

91. 新辅助化疗对结直肠癌肝转移有何作用?

专家回复：尽管手术切除是治愈转移性肝癌的方法，但只有约 20% 的结直肠癌肝转移患者适合手术根治。而新辅助化疗可以使病变降期，控制微小转移灶，甚至消灭微小转移灶，从而使得结直肠癌肝转移的切除率有所提高。有报道指出，通过新辅助化疗可使约 13.6% 无法根治性切除的患者重新获得手术切除的机会。所以，对于因肝脏肿瘤过大或肝内分布广泛而不能手术切除者，新辅助化疗有可能实现肝脏转移灶的降期效果，从之前的不可切除变为可切除，提高手术切除率。因此，肝转移癌无法切除的患者应进行积极的术前辅助治疗，并定期随访肝转移灶的变化情况，不应放弃手术机会。而对于广泛肝外转移无法手术者，新辅助化疗则可起到延长生存期，改善生存率的效果。而对于可切除的转移癌，手术切除前是否行新辅助化疗目前仍存在争议。

第四篇
日常保健

1. 肝癌患者手术后能继续工作吗?

专家回复:大部分肝癌患者手术后是可以继续工作的。肝癌患者术后参加工作可以使其融入社会,密切人际关系,有助于消除疾病造成的心理障碍,培养乐观、积极的态度。至于手术后多长时间可以工作,不能一概而论,这与患者体质、肝功能状况、手术方式等有关。

体质好,肝功能状态良好的患者,以及采取微创方式进行手术的患者,术后恢复一般较快,一般在术后 1 个月左右就可以进行轻体力劳动。而对体质不佳,肝功能状态一般,手术比较大的患者来说,应该在家休养 3～6 个月,在这段时间应该注意营养的摄入和身体的恢复,若是身体状况恢复的较好,则可以参加社会活动,进行适当的工作。需要注意的是,肝癌切除手术毕竟是一种较大的手术,机体的生理功能需要一定时间的恢复,患者虽然参加了工作,也要特别注意工作的时间和工作量,不要过度劳累和精神紧张。此外,还应根据患者的体力情况,适当调整工作方式。尽量避免较重的体力劳动以及需要过度用脑或容易影响情绪的工作,以免对身体心情造成影响,而引起肝癌的复发。

 2. 肝癌患者手术后适合做什么运动?

专家回复:肝癌患者在手术后当天或第一天就可以根据自己的健康状况在床上进行一些适当的活动,或下床进行一些适量活动。但是患者的活动需要家人的监督以及帮助,要注意引流管的保护,防止跌倒摔伤。早期活动对术后的恢复是有帮助的,即使是一些很轻微的活动,也有助于患者排气排便,同时,还有助于增强食欲,促进伤口愈合,防止肺部感染的发生。出院后，随着身体状况的恢复，就可以逐步加大运动量，变换锻炼的内容，比如散步、太极拳、慢跑、游泳等。需要强调的是锻炼应循序渐进，劳逸结合。

3. 脂肪肝患者应注意什么？

专家回复：脂肪肝是指由于各种原因引起的肝细胞内脂肪堆积过多的病变。脂肪肝是一种常见的临床现象，而非一种独立的疾病。其临床表现轻者无症状，重者病情凶猛。一般而言，脂肪肝属可逆性疾病，早期诊断并及时治疗常可恢复正常。脂肪肝患者应注意以下几点。

（1）找出病因，戒除不良生活习惯：长期吸烟、大量饮酒者，应戒烟、戒酒；营养过剩、肥胖者应严格控制饮食，使体能恢复正常；有脂肪肝的糖尿病患者应积极有效地控制血糖；营养不良性脂肪肝患者应适当增加营养，特别是蛋白质和维生素的摄入。

（2）调整饮食结构，控制饮食：限制胆固醇、脂肪、糖类及酒精的摄入。提倡进食高蛋白质、高维生素、低糖、低脂肪饮食。不吃或少吃动物性脂肪、甜食。多吃青菜、水果和富含纤维素的食物，以及富含高蛋白质的瘦肉、豆制品等。不吃零食，睡前不加餐。饮食治疗的总目标是降低已升高的血脂水平，维持营养上的合理需求，维持体重在标准水平。

（3）加强体育锻炼：鼓励患者根据个人的身体状况、工作性质选择适合自己的运动项目，适当增加运动，促进体内脂肪消耗。

（4）定期检查：定期复查 B 超，抽血检查肝功能、血脂、血常规等项目，预防并发症的发生。

总之，脂肪肝治疗的关键是减轻体重，重点在控制饮食，戒烟戒酒，吃低脂食物，同时要加强体育锻炼、经常进行户外活动，定期检查。

4. 肝癌患者下肢浮肿是怎么回事?

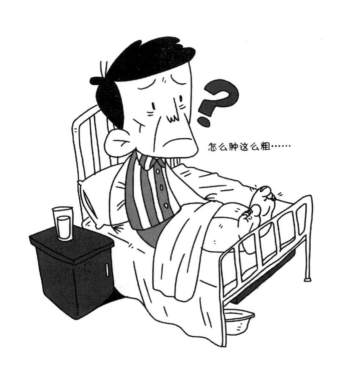

怎么肿这么粗……

专家回复：肝癌晚期导致下肢浮肿的主要原因是营养不良、低蛋白血症，这一般是由于肝功能不全，进食量减少，营养补充不足，肿瘤消耗等因素所致。另外，由于肿瘤压迫、血管癌栓、血管硬化、循环障碍、高龄患者心功能不全、某些内分泌激素失调等也会引起浮肿。

出现浮肿后应注意：①进低盐饮食，增加营养，提高血浆蛋白水平。必要时输注人血白蛋白，口服利尿药。并定期复查肝功能及血电解质，保持血钾、钠等的平衡；②随时注意抬高患肢，坐位时可将腿抬高至髋水平，夜间需将下肢抬高 5 ~ 8 厘米；③进行柔和的抬高患肢锻炼，每日 2 次，每次 5 ~ 10 分钟；④肿胀的皮肤易受损伤和感染，应注意保护皮肤，如有破损及时进行伤口处理，预防感染。

301健康科普丛书——肝癌

5. 劳累会加重病情吗？会促进肿瘤复发转移吗？

专家回复：过度的脑力或体力劳动（长途跋涉、经常熬夜、精神高度紧张、工作压力过大、情绪波动、暴怒和斗殴以及房事过频等等）会使患者机体免疫力下降，破坏机体相对平衡的免疫状况，促进肿瘤的复发或转移，并能促使乙肝病毒复制加剧，导致肝炎复发，加重肝功损害，导致病情恶化。所以，肝癌患者应该避免过度劳累，修养身心。

6. 肝癌患者可以饮酒吗？

专家回复：我们知道，肝脏是人体最大的"化工厂"，所有食物、饮料无不都通过肝脏的分解、转化、代谢、解毒、合成后才能被机体利用。酒的主要成分是乙醇，酒进入人体后，90%以上的乙醇要在肝脏内代谢，经过肝脏分解为乙醛、乙酸，而这些物质都具有直接刺激、损害肝细胞的毒性作用，能使肝细胞发生变性、坏死，纤维组织增生。饮酒还会影响食欲，因酒精是胃蛋白酶的抑制剂，会妨碍蛋白质的吸收，影响消化。这样就直接造成体内营养物质及维生素的缺乏，间接引起肝细胞修复困难。酒精还能阻止肝糖原在肝内的合成，促使周围组织中的脂肪进入肝脏，使脂肪在肝中堆积，形成脂肪肝。总之，肝癌患者要严禁饮酒。

7. 肝癌患者能抽烟吗？

专家回复：我们大家都知道喝酒伤肝，而抽烟对肝脏的危害却几乎被人们所忽视。我们常听到的一句话是"饭后一支烟，赛过活神仙"。但实际上抽烟也是可以伤肝的。其危害性主要体现在以下几方面。

（1）肝脏是人体内主要的解毒器官，而烟中含有焦油、尼古丁和一氧化碳等有毒物质，其进入人体后，主要通过肝、肺解毒过滤。而肝癌患者一般都伴有肝细胞的损害，抽烟间接增加了肝脏的负担，抑制了肝脏的自我修复功能，从而导致病情的加重，对肝癌患者来说无疑是有害的。

（2）抽烟还可使血液中含硒量下降，吸烟愈多，下降愈多。而微量元素硒对于清除体内过氧化脂质和自由基等有害物质是非常有效的，从而能起到保护肝细胞，改善肝功能的作用。

（3）此外，吸烟是产生自由基最快最多的方式，每吸一口烟至少会产生 10 万个自由基，从而导致癌症和许多慢性病的发生。

所以，抽烟对肝癌患者是不利的。

8. 肝癌患者能进行性生活吗?

专家回复：一般来说，肝癌在治疗之后，包括手术或介入治疗后如果体力不佳，要禁止性生活。处在康复期的肿瘤患者，如果体力和精神状态都很好，是可以维持正常的性生活的。但是性生活的尺度要控制在一定范围之内，以性生活后不会感到腰酸、头昏、疲劳为宜。肝癌康复期患者有适当的性生活不仅对身体无害，还可振奋精神，重新鼓起生活的勇气，对患者的治疗、康复等都有积极的促进作用。另外，夫妻保持正常的性生活，可以使患者对生活充满热爱，从而可以延长肿瘤患者的生存期，提高生存质量。配偶应正确理解性生活的内涵，使患者能真正舒心适意，使他们的病情在乐趣中得到减轻，紧张的情绪得到缓解。

9. 肝癌切除手术后可以乘坐飞机吗?

专家回复:大家知道,高空气压与地面气压是有巨大差异的,人体暴露在万米高空是无法生存的。为了解决这一问题,民用航空客机应用了增压密闭舱技术,机舱内气压较所在飞行高度气压有很大提升。但受技术条件和安全因素限制,当飞机进入万米高空的巡航状态时,机舱内气压控制在海拔 1800 ~ 2100 米的水平,对于普通人群来说,该气压环境会比较舒适,而对于手术后不久的患者来说,情况就不同了。

对于肝癌手术后患者来说,受手术麻醉、术中操作的影响,容易出现肠道蠕动减弱,甚至肠粘连等状况,较容易发生胃肠积气。潴留在胃肠道的气体在高空受气压降低的影响而膨胀,此时,患者就会感觉腹痛。如患者的肠粘连、肠麻痹、胃肠胀气等症状较严重,则会出现剧烈的腹痛,严重者还有可能会诱发肠梗阻。还有研究报告指出,手术后就乘飞机出行,易发生下肢静脉血栓的形成。

那么,手术后患者乘坐飞机需注意什么呢?

(1)手术后,若肛门尚未排气,建议不要乘坐飞机。对于施行微创手术的患者来说,更要注意此项,只要手术进行了麻醉,最好等肛门正常排气后再乘坐飞机。

(2)手术后如发生肠粘连、胃肠胀气等症状,在此类症状未得到有效治疗前,建议放弃航空旅行。

(3)若有腹胀、呕吐、便秘、腹泻等症状,意味着胃肠积气的可能性较大,在乘坐飞机过程中出现腹部胀痛的几率大为增加,最好推迟航空旅行,积极对应治疗,待此类症状消失后再选择航空旅行。

(4)上飞机后,要注意体内保持充足的水分,不喝含咖啡因和酒精的饮料。若长时间飞行，可在过道行走，或在座位上做做练习，伸展伸展小腿，必要时穿防血栓袜（可防止血栓形成）。

一般建议，在开腹手术后十天内最好不要乘坐飞机；行腹腔镜手术的患者安排在 5 天之后；严重贫血的患者，血红蛋白量水平在 50g/L 以下者，不宜乘飞机。

需要注意的是，术后带有腹腔引流管者，需出示医生开具的可以乘坐飞机的证明，方可乘坐飞机。

 10. 肝癌患者可以喝茶吗?

专家回复：饮茶是我国的传统饮食文化，肝癌患者不但可以喝茶，而且适量的饮茶对肝癌病情的治疗及保健是非常有益的。这主要是因为以下几点原因：①茶叶中含有茶多酚和儿茶素等物质，有抗氧化，提高免疫力，抑制癌细胞突变、繁殖等作用；②茶叶中含硒量较高，适当饮用对肝癌的预防和治疗都有一定的作用；③茶叶中含有丰富的维生素 C、维生素 E，具有抗癌、抗肿瘤、增强免疫力、减缓疾病进程等作用；④茶叶中所含的特殊物质能有效地阻断某些致癌物的合成。

但并不是所有的肝癌患者都适合饮茶，患有下列疾病的肝癌患者需要注意。①患有神经衰弱的肝癌患者不宜饮茶：因为茶叶中含有咖啡因，饮用后能使人兴奋，从而引起基础代谢增高，加重失眠；②肝功能异常的肝癌患者不宜饮茶：因为茶叶中的咖啡因绝大部分都经肝脏代谢，这样会加重肝脏负担，加重肝损伤；③患有缺铁性贫血的肝癌患者不宜饮茶：因为茶中含有鞣酸，会影响人体对铁的吸收，从而会加重贫血程度；④患有胃病的肝癌患者不宜饮茶：茶叶中含有的咖啡因可刺激胃液分泌，加重病情，特别是合并有胃溃疡的肝癌患者应绝对禁止饮茶；⑤患有心脏疾病的肝癌患者不宜饮茶：因茶叶中含有特殊成分，饮用过多会使心跳加快，从而会加重心脏负担，诱发心律不齐。

11. 喝咖啡对肝癌有影响吗?

专家回复：喝咖啡可能有助于预防肝癌。

研究表明，喝咖啡跟肝酶水平呈反比，而肝酶水平的高低又跟患慢性肝病和肝硬化有关，经常饮用咖啡可以降低患肝癌的风险。动物实验也证实，咖啡对肝癌有预防作用。但具体原因还不太清楚，有可能与咖啡内含有大量抗氧化剂如绿原酸有关。抗氧化剂能对抗氧化应激，防止致癌物的形成。

需要注意的是：咖啡能否预防肝癌仍有待进一步的研究确定。因咖啡含有咖啡因，可以加重更年期的症状，还会加剧一些抗生素的副作用，咖啡喝得太多，会增加患心脏病的几率，所以必须适量饮用咖啡。

12. 睡眠不好对肝癌患者有什么影响?

专家回复：睡眠不好对肝癌患者是不利的。人在深睡时，会分泌大量生长激素，这些激素能促进生长，促进合成人体必需的蛋白质，对肝脏的修复是有利的。睡眠质量不好对肝脏的影响很大，睡眠质量差不仅会加重肝脏的负担，而且不利于肝细胞的修复和再生。

不良睡眠还能够降低和削弱机体的免疫功能。免疫功能呈昼低夜高现象，只有在睡眠状态下才能提高，才能处于最佳状态。睡眠不好，恰恰不能满足这一要求，造成免疫功能下降。长期睡眠不好还会影响心理健康，使机体不能有效地抵抗和战胜疾病。

良好的睡眠是战胜癌症的法宝。

13. 情绪变化对肝癌患者有什么影响?

专家回复:情绪是癌细胞的催化剂。研究发现,90% 以上的肝癌患者与精神、情绪有直接或间接的关系。精神创伤、不良情绪,可能成为患癌症的先兆。恶劣的情绪、忧郁的精神对人体健康的损害甚至比病菌、病毒更厉害得多。情绪可以杀人,亦可以救人。良好的情绪可以有效降低肝癌的发生。保持良好情绪,多参加有意义的集体活动,多听能使人心情放松的音乐等,可以减少肝癌的发病率。杜绝焦虑、恐惧、孤独、抑郁、愤怒、猜疑等,可以防止肝癌恶化。良好的情绪,犹如一剂心药,对癌细胞有强大的杀伤力,是任何药物所不能代替的。

情绪对于疾病的影响很大,所以我们必须要学会控制自己的情绪。虽然肝癌死亡率很高,但是我们并不需要害怕,要树立起战胜疾病的信心,用良好的心态去面对肝癌,积极配合专科医生进行系统的、规范化的治疗和调养。这样才能更好地控制肝癌的病情,才有希望痊愈。

 14. 手术后腹部麻木是怎么回事?

专家回复:有好多患者在肝癌切除术后腹部切口下方有麻木感,个别患者还会感觉切口疼痛,以至于有些患者怀疑是不是手术没做好。其实这是腹部手术后经常出现的情况。出现麻木疼痛主要是因为手术过程中切断了腹壁的感觉神经,腹部手术后的麻木感不可避免,过段时间腹壁的神经就会自己修复,麻木感就会自动消失或减轻。恢复时间取决于切口的长度和位置,但也有个别患者会持续较长时间。

15. 口中有异味是怎么回事?

专家回复：一
些肝癌患者口腔会
有霉臭的味道，这
一般是因为患者肝
功能异常，导致血
液中的尿素氮和氨
含量增多。而氨经
过呼吸从口鼻排出
一部分，产生明显
的口臭。因此，肝

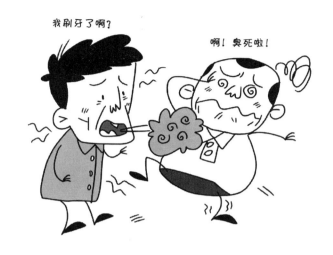

癌患者出现明显的口臭，往往是肝病加重的表现，需及时诊治。

还有些患者的口臭是因为舌苔较厚，口腔细菌大量生长繁殖，细菌
代谢产物会产生难闻的气味；此外，肝功能异常时，患者牙龈渗血或出
血增多，血液的分解也会产生异味。

16. 肝癌患者旅游时应注意什么?

专家回复：肝癌患者若恢复良好，病情许可及经济条件允许，可以
选择合适的机会外出旅游，观赏祖国的大好河山，开阔心胸，从中吸取
精神力量，激励自己自强不息，战胜疾病。但旅游时需注意以下事项。

（1）量力而行：肝癌患者的身体的耐力不如常人，所以，在安排旅
游路线时首先要考虑到食宿要便利；其次旅游路线不宜过长，时间不宜
过久，旅行日程也不要安排太紧，以免过分疲劳而损害身体健康。

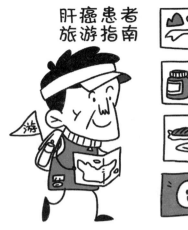

 量力而行

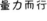 做好预防

 饮食合理
富有营养

 尽兴而归

（2）做好预防：肿瘤患者通常免疫功能较为低下，虽然康复期的患者已有恢复，但仍不及正常人，因此，应对天气变化、气温改变等做到心中有数，做好预防措施。

（3）饮食合理，富有营养：肝癌患者虽已进入恢复期，但必须注意饮食。旅游时一定要少量多餐，注意营养，不能狼吞虎咽，更不能吃太多大鱼大肉。另外，生冷食品最好不要吃。也不可勉强充饥，这样会减少机体的营养支持，降低本来低下的抵抗力，带来疾病侵袭和复发的危险。

（4）尽兴而归：患者外出旅游的主要目的是为了促进身体的进一步康复，尤其是在精神上使自己能摆脱疾病的影响。如果曾有过恐惧、烦恼、郁闷等情况的话，那么最好能在旅游之中将它们抛到九霄云外，保持良好心态，战胜癌症。

 17. 天气变化时切口疼痛是怎么回事？

专家回复：天气变化会导致空气温度和湿度的改变，而伤口内的神经末梢能敏锐地感觉出来，而使患者感觉到疼痛和刺痒，所以，对此不必太在意。适当对伤口局部进行热敷、理疗等有助于缓解症状。

第五篇
饮食保健

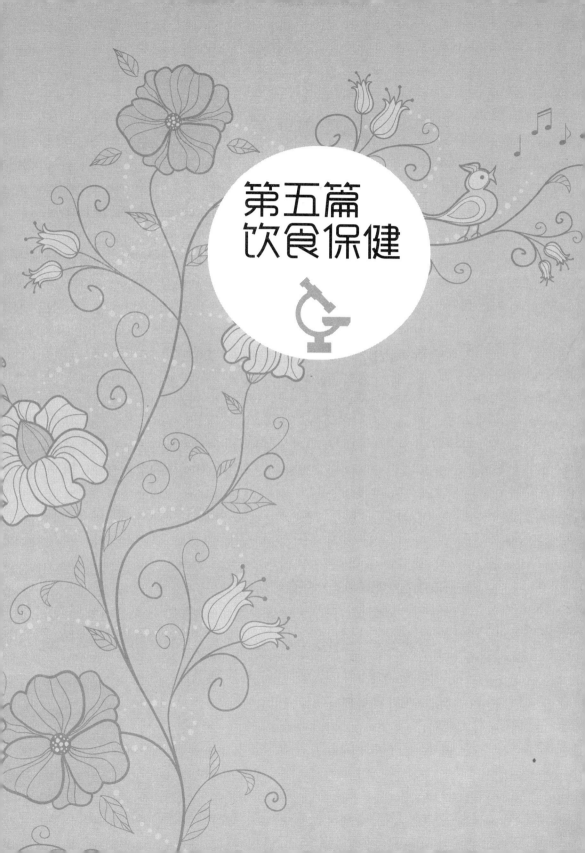

1. 肝癌患者适合吃高蛋白质的食物吗？为什么？

专家回复：这应当根据肝功能的情况而定。肝癌患者在疾病早期，肝功能状况良好的情况下，可适当多吃富含蛋白质的食物，尤其是优质蛋白质，如瘦肉、蛋类、豆类、奶类等，以防止白蛋白减少。但是在肝癌晚期，肝功能不好时，要控制蛋白质的摄入，以免过多进食蛋白质后在肠道积存、腐败使腹胀加重，出现消化不良，加重肝脏负担甚至诱发肝性脑病。

2. 肝癌患者适合吃脂肪含量高的食物吗？为什么？

专家回复：胆汁参与脂肪的消化、吸收，而许多肝癌患者胆汁分泌和排泄发生障碍，给脂肪的消化和吸收带来困难，故脂肪不宜摄入过多。低脂肪饮食不仅清淡可口，可以减轻患者的恶心、呕吐、腹胀等不适症状，还能减轻肝区疼痛，减轻肠道负担，对疾病的康复有益。限制高脂肪饮食并不等于完全不摄入脂肪，在患者能够承受的情况下，适当的脂肪饮食从营养学的角度看还是必要的。

3. 肝癌患者常吃蔬菜、水果有好处吗？

专家回复：答案是肯定的。经常食用新鲜蔬菜、水果是有好处的。新鲜蔬菜、水果等富含多种维生素、微量元素、超氧化物歧化酶等，而这些物质对抗癌是有好处的。据研究，经常食用新鲜蔬菜水果的人，其癌症的得病率与死亡率都有明显降低。

301健康科普丛书——肝癌

4.肝癌患者可以食用牛奶吗?

专家回复:牛奶中含有丰富的蛋白质、多种维生素、矿物质和微量元素等,利于患者提高营养。牛奶中还含有乳铁蛋白和共轭亚油酸等多种抗癌因子,有抗癌、防癌的作用。此外,牛奶还具有镇静安神作用,所以肝癌患者可以适当地饮用牛奶。但需要注意的是:过多饮用牛奶,有可能会引起腹胀、腹泻等胃肠道不适症状。

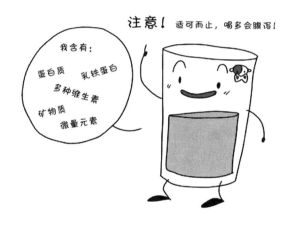

5.肝癌患者补充微量元素有好处吗?

专家回复:无机盐(矿物质)分为两类:一类是常量元素,如钙、钠、钾等;另外一类是微量元素,如硒、锌、碘等。科学家发现,硒、铁等矿物质具有抗癌作用。肝癌患者常食用含有微量元素的食物是有好处的,这些食物包括有大蒜、香菇、芦笋、海带、海鱼、动物的肝肾、人参、枸杞子、山药等。

6. 肝癌患者可以吃辛辣食物吗?

专家回复：肝癌患者不可偏嗜辛辣食物。因为，辛辣性食物对胃肠黏膜的刺激性较大，易致局部充血、水肿，加重病情。另外，肝癌患者常伴有肝硬化、门脉高压、食管及胃底静脉曲张，一旦饮食不当，可引发患者出现上消化道出血，严重时还会危及生命。

7. 肝癌患者可以吃"发物"吗?

专家回复：在我国民间的确有一种"癌症患者不能吃发物"的说法，人们之所以将鱼、虾、羊肉、海鲜等食物叫作"发物"，主要是因为一些患有皮肤病、哮喘病的免疫功能亢进者（即过敏体质者）吃了这些食物后，会出现病情复发或加重的现象。

但是目前还没有科学证据证实吃"发物"会促进肿瘤生长或转移。肝癌患者在康复期间，身体的免疫力十分低下，需要多补充蛋白质、热量和维生素来提高自身的免疫力。而所谓的"发物"类食物富含蛋白质和维生素等营养成分，此外，鲨鱼、海参、鲍鱼、对虾等均有极好的抗癌作用，有些甚至就是抗癌药中的成分。癌症患者如果能经常食用此类食物，可起到抑制癌细胞生长、扩散和防止癌肿复发的作用。

8. 经常摄入肉类与肝癌的发生有关系吗?

专家回复：有研究发现，总能量的摄入与某些肿瘤的发生呈正相关，尤其是当能量来自脂肪和动物性蛋白的比例增高时，肿瘤的发生率会进一步提高。摄入动物脂肪后有可能通过影响体内激素水平，通过多种脂肪酸的作用以及由于食物在烹调加工过程中形成的潜在致癌物等途径促进原发性肝癌的发生。动物实验发现，高脂肪或高蛋白饲料可增强黄曲霉毒素对大鼠的致肝癌作用。有一些研究也发现大量食用猪肉会增加肝癌的患病率。所以为补充营养，可适当进食肉类，但肉类的摄入不宜过多。

9. 发霉的食物可以吃吗？

专家回复：食物发霉是由霉菌引起的。霉菌是一类真菌，以缠结的形式生长，呈丝状，可迅速蔓延。我们平时看到的食物发霉长毛，就是霉菌生长繁殖的现象。霉菌的种类很多，其代谢产物霉菌毒素也有很多种，在自然界中分布十分广泛。最常见的侵染食物的霉菌为黄曲霉菌、构巢曲霉菌、岛青霉菌及串珠镰刀菌等。这些霉菌侵染食物和繁殖产毒与食物中的水分及外界的温度、湿度有着密切的关系。它们喜欢在湿热的环境下生长，25 ~ 30℃的温度，80% ~ 90% 的相对湿度，是霉菌繁殖产毒的适宜条件，而水分含量相对较高的食物更是霉菌喜欢的繁殖温床。

不同的霉菌侵染的食物也有所不同，如玉米与花生中黄曲霉菌及其毒素检出率高，小麦和玉米以镰刀菌及其毒素污染为主，青霉菌及其毒素则主要侵染大米。当食物被霉菌侵染后，由于霉菌大量繁殖，分泌霉菌毒素，即可使食物发生霉变。霉变的食物被人食用后，霉菌毒素直接侵入，即可导致病变，长期食用可以导致肿瘤的发生。

10. 哪些食物可能会导致肝癌的发生？

专家回复：如上所述，吃霉变食物会导致肝癌的发生，长期食用腌制、煎炸、熏烤的食物也可诱发肝癌等癌症。所以，大家日常生活中除

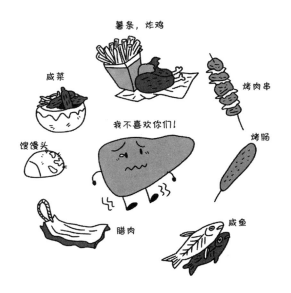

忌吃霉变食物外，还应尽量减少食用腌肉、烤肉、烤肠、咸鱼、咸菜等腌制、煎炸、熏烤食物。

 11. 饥饿疗法，能将肝癌饿小的说法对吗?

专家回复：这种说法是不对的。

1971 年，哈佛大学佛克曼教授提出饿死癌细胞的理论，时至今日，"肿瘤饥饿疗法"仍不断地见诸报端。其实，人体内的营养代谢是一个极为复杂的过程。对肿瘤患者而言，即使不给予营养支持治疗，肿瘤仍以旺盛的糖酵解形式消耗机体的骨骼肌，损伤机体免疫功能。也就是说，即使肿瘤患者整天不吃不喝，肿瘤细胞仍可疯狂生长。实际上，肿瘤患者术后或放化疗后更应该保证足够的营养，只有合理膳食、营养充分，才有利于恢复体力。而且，通过特定比例的营养供给，能达到减缓肿瘤生长进程，提升肿瘤治疗效果的目的。因而，肿瘤患者反而应更重视营养，千万不可轻信饿死癌细胞之说。

12. 补充营养，会将肿瘤养大的说法对吗？

专家回复：这种说法是错误的。以往观点认为，肿瘤生长也需要营养，如果给予太多的营养，肿瘤会长得更快，所以肿瘤患者不能给予营养支持。而最新研究表明，肿瘤患者是需要正确的营养治疗的，可根据肿瘤细胞的代谢特点和对营养成分的需求，人为地调节营养成分的组成比例，造成体内某种特定物质过剩或缺乏，使其不利于肿瘤细胞的生长，或提高抗肿瘤治疗的敏感性，或减少其他治疗的毒副反应。因此，正确的营养治疗不但可以改善恶性肿瘤患者的营养状态还能起到治疗肿瘤的作用。

13. 脂肪肝的患者饮食应该注意什么？

专家回复：脂肪肝的患者应当控制总热量的摄入，减少脂肪的摄入，并积极减轻体重，促使动用自己体内积存的脂肪。食物应当多样化，适当提高蛋白质的摄入；不吃动物内脏，肥腻的、难消化、高热量的食物；少食糖类和甜食；多进食蔬菜、水果和五谷粗粮（它们富含维生素和矿物质，可以辅助加速肝细胞修复，减少胆固醇的吸收）；补充膳食纤维；禁止饮酒；坚持体力运动，达到并维持理想体重。

14. 手术前患者饮食应注意什么？

专家回复：肝癌患者术前纠正营养不良，可提高机体免疫力和对手术的耐受性。因每位患者的营养状况不同，所以，应采取个体化营养原则，避免采取"填鸭式"的营养方式而加重肝脏负荷。饮食的原则是：

给予合理及适当的碳水化合物、脂肪、富含优质蛋白及高维生素并且易消化的饮食，忌辛辣刺激性食物。对于轻度营养不良的患者以合理膳食，补充营养物质为主，但应注意血氨水平及肝性脑病的有无，并应进食适量的新鲜蔬菜及水果，也可同时服用要素膳食。

15. 术后喝牛奶会导致胀肚，对吗？

专家回复：这要因人而异，因为每个人对牛奶的耐受程度是不一样的。有一部分人肠道内乳糖酶活力较低，而牛奶中所含的糖绝大多数是乳糖，所以这部分人饮用牛奶后，由于乳糖得不到水解，小肠内乳糖浓度提高，使得渗透压增高，从而导致进入肠腔内水分增加，出现乳糖吸收障碍和不耐受情况，其产生的症状是腹部压力增高、胀气、急性腹痛和腹泻。所以对这一部分患者，建议术后早期先不喝牛奶，尤其消化功能还没有恢复的时候。

16. 肝癌患者化疗后食欲差的原因是什么？

专家回复：食欲不振是肝癌患者化疗后最常见的表现。其原因之一是恶性肿瘤生长、破坏过程中产生的物质作用于机体所致；二是因为化疗药物的副作用。此外，癌症患者常有葡萄糖耐量异常，会造成高血糖现象，从而抑制食欲，减少食物摄取量。

17. 肝癌患者化疗后饮食有什么要求？

专家回复：肝癌患者化疗后宜进食清淡易消化的流质、半流质食物，注意色香味的调配，以增进患者食欲；应采取少量多餐方式，提供温和、无刺激性的食物，避免食用含过多调味品以及油腻、煎炸食品；

可食用少许开胃食物、饮料等。鼓励患者适当活动。恶心呕吐较轻者往往可通过改善饮食方式使患者得以适量进食。

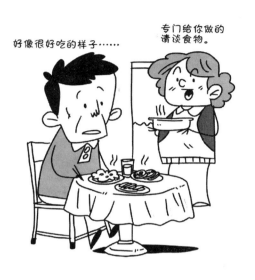

18. 发生口腔溃疡的患者应如何调理饮食?

专家回复:口腔溃疡是肿瘤患者化疗后常见并发症之一,一般在化疗第 7 ~ 14 天出现。因这时化疗患者粒细胞降到最低值,骨髓造血功能很大程度受到损坏,机体免疫力极低,口腔自洁作用减弱,口腔内的细菌大量繁殖,破坏口腔的内环境,使口腔黏膜破损形成溃疡。

发生口腔溃疡的化疗患者应当给予流食,饮用牛奶可减轻疼痛症状;避免食用过热、过酸或粗糙、生硬等刺激性食物,同时,应注意补充维生素 B,进食后要注意保持口腔清洁卫生。

19.TACE 后出现上腹部烧灼感能进食吗?

专家回复:肝癌患者介入栓塞术后常出现中上腹部烧灼感,这是由于药物反流入胃、十二指肠的血管内所引起的反应。因此，术后如无明显恶心、呕吐，可及早进食，这样不仅能减轻胃部烧灼感，而且对预防应激性溃疡的发生具有重要意义。

20.TACE 后出现恶心、呕吐能进食吗? 有何要求?

专家回复：在介入治疗后 1 ~ 3 天，有的患者会出现恶心、呕吐等症状。因胃部不适，害怕呕吐，患者往往不敢进食。实际上，对于症状较轻的患者，进食不仅可起到保护胃黏膜、增加营养的作用；而且正确的饮食还可减轻恶心、呕吐症状。患者应当克服恐惧心理，树立信心，在医生的指导下，通过改善饮食方式适量进食。

症状不重的患者，可采取少量多餐方式，进食温和、清淡、易消化、无刺激性的食物，如面条、菜粥等，应避免进食油腻食物。

如果有明显恶心、呕吐症状，则可用姜汁加水温服或口含姜片、话梅等，待恶心、呕吐症状缓解后再进食。尤其当刚呕吐后，应漱口休息片刻，再择机分次少量进食。

21. 转氨酶升高的患者，饮食应当注意什么?

专家回复：除应用保肝药物外，饮食上要注意增加营养，补充维生素，禁烟酒，多吃新鲜蔬菜水果，忌食辛辣肥腻、刺激性食物，以免加重肝脏负担。另外，需避免应用对肝脏有损害的药物。

22. 合并肝硬化的患者，饮食有什么要求?

专家回复：肝硬化代偿期的患者宜进食含高热量、丰富蛋白质的食物，适当限制钠盐的摄入，尽量少进食动物性脂肪，肥胖者不宜进食过多糖类食物。因失代偿期患者一般伴有腹水或水肿，应该限制钠盐摄入，宜进食低盐或无盐饮食。伴腹水者还应适当增加蛋白质的量，以进食优质蛋白质如瘦肉、蛋类、鱼类、乳品及豆制品为宜。

门静脉高压患者宜应选择细软、无刺激的流质或半流质饮食，忌坚硬、辛辣食品，避免引起食管或胃底静脉破裂出血。

23. 血氨升高的患者饮食应注意什么？

专家回复：血氨升高通常见于肝硬化的患者。该类患者由于肝细胞功能受损以及肠道产氨增多等因素，导致血氨升高，进而引起行为异常和意识障碍（即所谓的肝性脑病）。血氨升高的患者要保持大便通畅，并严格限制蛋白质的供给量，特别是动物性蛋白质，以减少氨基酸的代谢，降低血氨浓度。可适当进食一些植物性的蛋白质（如粮谷类、豆类及其制品），这是因为植物蛋白中含有的氨基酸比例与动物蛋白不同，有利于保持氨基酸代谢平衡，防止肝性脑病的发生，且植物蛋白含有大量不吸收的植物纤维，有通便作用。

24. 肝癌晚期的患者饮食应如何调理？

专家回复：肝癌晚期患者应进食易消化的食物，由于患者对脂肪的消化和吸收有障碍，所以，不宜进食太多的脂肪。要保证足够的蛋白质营养，可多吃富含植物蛋白质的食物。多吃新鲜的水果蔬菜，保证充足的维生素供给。远离油腻、腌制、油炸、烧烤、辛辣食物。应严格限制钠的摄取量。经常放腹水或长期使用利尿剂的患者，应选用含钾丰富的食物，如香蕉、苦瓜、白萝卜、青椒、菠菜、空心菜等，以补充丢失的钾。

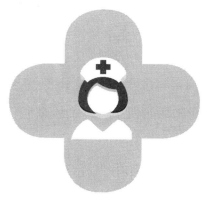

附录
英文简写对照

HBV ————————————————————— 乙型肝炎

HCV ————————————————————— 丙型肝炎

HBV-DNA ————————————————— 乙型肝炎病毒

AFP ——————————————————————— 甲胎蛋白

MRI ——————————————————————— 核磁共振

PET—CT ————————————————— 派特CT

WHO ——————————————————————— 世界卫生组织

MDT ——————————————————————— 多学科联合诊疗团队

PVE ——————————————————————— 门静脉栓塞

ALT ——————————————————————— 丙氨酸氨基转移酶

AST ——————————————————————— 门冬氨酸氨基转移酶

ALP ——————————————————————— 碱性磷酸酶

GGT ——————————————————————— γ-谷氨酰转肽酶

ICG ——————————————————————— 吲哚氰绿

SLV ——————————————————————— 标准肝体积

BSA ——————————————————————— 体表面积

TLV ——————————————————————— 全肝体积

TACE ————————————————————— 经导管动脉化疗栓塞术

RFA ——————————————————————— 射频消融

HIFU ——————————————————————— 海扶刀